Mammakarzinom

Mit freundlicher Empfehlung

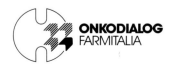

PROJEKTGRUPPEN IM TUMORZENTRUM MÜNCHEN

Ergebnisse der Diagnostik, Therapie und Nachsorge
1

W. Zuckschwerdt Verlag München · Bern · Wien · San Francisco

Herausgegeben von
H. Sauer

Mammakarzinom

Mit 48 Tabellen
und 88 Abbildungen

W. Zuckschwerdt Verlag München · Bern · Wien · San Francisco

Anschrift des Herausgebers:

Prof. Dr. H. Sauer
Medizinische Klinik III
der Universität
Klinikum Großhadern
Marchioninistraße 15
D-8000 München 70

CIP-Titelaufnahme der Deutschen Bibliothek

Mammakarzinom / hrsg. von H. Sauer. – München ; Bern ; Wien ; San Francisco : Zuckschwerdt, 1989
(Ergebnisse der Diagnostik, Therapie und Nachsorge ; 1)
ISBN 3-88603-320-1

NE: Sauer, Hansjörg [Hrsg.]; GT

Geschützte Warennamen (Warenzeichen) werden nicht immer kenntlich gemacht. Aus dem Fehlen eines solchen Hinweises kann nicht geschlossen werden, daß es sich um einen freien Warennamen handelt.

Alle Rechte, insbesondere das Recht der Vervielfältigung und Verbreitung sowie der Übersetzung, vorbehalten. Kein Teil des Werkes darf in irgendeiner Form (durch Fotokopie, Mikrofilm oder ein anderes Verfahren) ohne schriftliche Genehmigung des Verlages reproduziert werden.

© Copyright 1989 by W. Zuckschwerdt Verlag GmbH, Kronwinkler Straße 24, D-8000 München 60.
Printed in Germany by Stelzl-Druck München.

ISBN 3-88603-320-1

Inhalt

Vorwort VII

I.
Diagnostik

Permanetter W. (München): Morphologische Voraussetzungen und wichtige histomorphologische Kriterien bei der brusterhaltenden Therapie des Mammakarzinoms 3

Natrath W.B.J., Eiermann W., Wagner H. (München): Immunhistologische Nachweismöglichkeiten und Verteilung der Hormonrezeptoren in Mammakarzinomen 9

Schenck U., Burger G., Eiermann W., Jütting U., Schenck U.B. (München): Zusammenhänge von Zellbild und Hormonrezeptorstatus beim Mammakarzinom 15

Schmid L., Schröck R., Weber B., Langhammer H., Oberdorfer M. (München): Tumormarker in der Primärdiagnostik, Verlaufs- und Therapiekontrolle beim Mammakarzinom 20

Untch M., Eiermann W. (München): Immunzytochemischer Nachweis von Tumorzellen im Knochenmark bei Mammakarzinompatientinnen zum Zeitpunkt der Primärtherapie 29

Schlimok G., Funke I., Riethmüller G. (München, Augsburg): Nachweis von Mikrometastasen im Knochenmark von Mammakarzinompatientinnen mit Hilfe monoklonaler Antikörper.. 31

II.
Operative Maßnahmen

Stock W., Legner M. (München): Brusterhaltende Operationsverfahren unter besonderer Berücksichtigung kosmetischer Gesichtspunkte 37

Richter-Turtur M. (München): Palliative Chirurgie bei Skelettmetastasen in der Wirbelsäule und anderen Lokalisationen 40

III.
Strahlentherapie

Lindner H., Rohloff R. (Ingolstadt, München): Kosmetische Resultate nach primärer Radiatio des kleinen Mammakarzinoms in Abhängigkeit von der Bestrahlungstechnik 49

Willich N., Zeschick A., Wendt Th. (München): Ergebnisse der Bestrahlung nach Mastektomie 56

Willich N., Groh H., Messerer D., Wendt Th. (München): Ergebnisse der Bestrahlung bei Lokalrezidiven des Mammakarzinoms 64

Wendt Th., Willich N. (München): Strahlentherapie bei Hirnmetastasen des Mammakarzinoms mit unterschiedlicher Dosis 70

IV.
Medikamentöse Behandlungsmaßnahmen

De Waal J.C., John F., Baltzer J., Lochmüller H., Zander J. (München, Dachau): Erfahrungen in der chemotherapeutischen Behandlung des metastasierten Mammakarzinoms 79

Possinger K., Wagner H., Wilmanns W. (München): Individuelle Behandlungsführung bei Patientinnen mit metastasiertem Mammakarzinom 84

Wagner H., Possinger K., Müller A. (München): Ergebnisse der Gestagentherapie bei Patientinnen mit metastasiertem Mammakarzinom 92

Müller A., Wagner H., Possinger K. (München): 4-Hydroxyandrostendion: Eine neue Behandlungsmöglichkeit hormonabhängiger Mammakarzinome durch spezifische Östrogensynthesehemmung 98

Jänicke F., Hoess C. (München): Tamoxifen in der Postmenopause 100

V.
Nachsorge und besondere Betreuungsprobleme

Schröck R., Schmid L. (München): Tumornachsorge beim Mammakarzinom 107

Hölzel D. (München): Metastasierungsmuster beim Mammakarzinom 113

Schünemann H. (Bad Trissl): Stellenwert der Skelettszintigraphie zur Verlaufsbeobachtung bei nicht metastasiertem Mammakarzinom 120

Diergarten K., Stieber P., Fateh-Moghadam A., Eiermann W. (München): Sinnvoller Einsatz von Tumormarkern in der Nachsorge der Mammakarzinome 126

Krainhöfner W. (München): Psychoonkologische Betreuung von Patientinnen mit Mammakarzinom 132

Hussain M., Seichert N. (München): Langzeitverhalten von Patientinnen mit sekundärem Armödem 135

Baltzer J. (München): Schwangerschaft nach Mammakarzinombehandlung 139

VI.
Mammakarzinom beim Mann

Sauer H., Eiermann W. (München): Mammakarzinom beim Mann 147

Vorwort

Die vorliegenden Publikationen sind ausführliche Fassungen von Vorträgen, die im Rahmen eines Symposiums der Projektgruppe Mammakarzinom des Tumorzentrum München am 27. Februar 1988 im Klinikum Großhadern gehalten wurden.

Das Tumorzentrum München hat seit seiner Gründung im Jahre 1977 im Aufbau organbezogener Projektgruppen ein wichtiges Instrument zur engeren interdisziplinären Zusammenarbeit in der Onkologie gesehen. Die Projektgruppe Mammakarzinom im TZM war eine der ersten Gruppen überhaupt, die sich dieser erweiterten ärztlichen Kommunikation auch deshalb stellen mußte, weil die verschiedenen Hypothesen über Wachstum und Ausbreitung des Brustkrebses mehrere medizinische Fachbereiche ansprechen. Neben der herkömmlichen Theorie eines lokalen Wachstums mit erst sekundär eintretender Metastasierung als Grundlage der primären chirurgischen Intervention weisen neuere Betrachtungen darauf hin, daß sich diese Tumorart sehr häufig wie ein systemischer Krebs verhält, von Anfang an ein disseminiertes Wachstum von Krebszellen stattfindet und der lokale Brusttumor nur ein äußeres auffälliges Symptom der Krankheit darstellt: Grundlage von Empfehlungen für eine adjuvante Therapie beim Mammakarzinom.

Wie nicht anders zu erwarten, dauerte es einige Zeit, bis die Vertreter der an Diagnostik und Therapie des Mammakarzinoms beteiligten Fachdisziplinen wie Gynäkologie, Chirurgie, Innere Medizin bis hin zur Röntgenologie, Strahlentherapie, Labormedizin und Dokumentation sich in einer Projektgruppe zusammenfanden. Ihr 10jähriges Bestehen zeigt, daß die neue Aufgabenstellung nicht nur verstanden und bewältigt, sondern auch in der Erstellung eines Manuals »Mammakarzinome, Empfehlungen zur Diagnostik, Therapie und Nachsorge« eine breite Übereinstimmung der Meinungen erkennbar wurde. Darüber hinaus erweist sich das interdisziplinäre Konzept der Projektgruppen als Regulativ zwischen fortschreitender Spezialisierung und allgemeiner Medizin.

Diese Probleme werden in den publizierten Vorträgen angesprochen, die Einflechtungen wissenschaftlicher Ergebnisse sollen auf denkbare Möglichkeiten hinweisen, Methoden der Diagnostik und Therapiewege zu verbessern.

Wir müssen deshalb dem Zuckschwerdt Verlag sehr dankbar sein, mit der schnellen Publikation der Vorträge einen aktuellen Beitrag des TZM zur Diagnostik und Therapie des Mammakarzinoms der Öffentlichkeit vorstellen zu können.

H. Ehrhart

I.
Diagnostik

Morphologische Voraussetzungen und wichtige histomorphologische Kriterien bei der brusterhaltenden Therapie des Mammakarzinoms

W. Permanetter
Pathologisches Institut der Universität München

Abgesehen von der histologischen Dignitätsbestimmung an der Probeexzision besteht der wesentliche Beitrag des Pathologen für die Therapieplanung und prognostische Einschätzung des Mammakarzinoms in der Einordnung der Tumoren nach der TNM-Klassifikation. Bei der Zusammenstellung der Mammakarzinomfälle, die im Jahr 1987 am Pathologischen Institut der Universität München untersucht wurden, waren von insgesamt 528 Karzinomfällen in 1552 untersuchten Probeexzisionen 201 Fälle dem Stadium pT1 zuzuordnen, d. h. bis maximal 2 cm im Durchmesser groß. 134 Fälle davon, d. h. 66%, hatten keine Lymphknotenmetastasen.

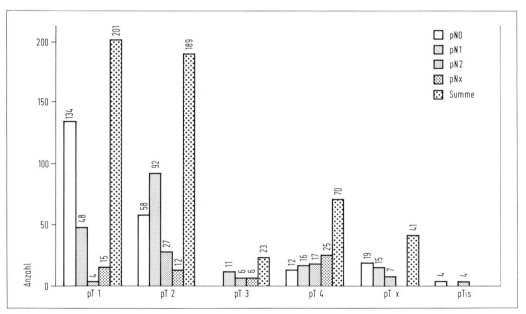

Abbildung 1. Zusammenstellung der am Pathologischen Institut der Universität München im Jahr 1987 untersuchten Mammakarzinome (528 Fälle aus insgesamt 1552 Probeexzisionen), aufgeteilt nach Tumorgrößen, jeweils mit zugehörigem Lymphknotenstatus. Im Tumorstadium pT1 (bis 2 cm) 66% der Fälle ohne Lymphknotenmetastasierung, im Tumorstadium pT2 (2–5 cm) nur 30% der Fälle ohne Lymphknotenmetastasierung. Die Tatsache, daß im fortgeschrittenen Stadium pT4 zwölf Fälle ohne Lymphknotenmetastasen waren, erklärt sich dadurch, daß hier kleine Tumoren miteinbezogen sind, die nur wegen ihrer oberflächlichen Lage die Haut infiltriert hatten und eigentlich keine fortgeschrittenen Karzinome darstellten.

Bei den Fällen mit Stadium pT2 war dies nur in 30% der Fall (Abbildung 1).

Die brusterhaltende Therapie wird in den meisten Zentren mehr oder minder starr auf das Tumorstadium pT1 (bis 2 cm Durchmesser) beschränkt. Daß diese Gruppe, was ihren Verlauf anbelangt, noch sehr inhomogen ist, zeigen nicht nur die Unterschiede in bezug auf die schon vorhandene Lymphknotenmetastasierung bei Diagnosestellung (Abbildung 1), sondern auch die bekannte Tatsache, daß selbst unter den primär nicht-metastasierten Fällen sehr ungünstige Verläufe vorkommen. Zur weiteren Differenzierung dieser Fälle kann der Pathologe nur die Klassifikation nach WHO liefern. Die infiltrierenden Karzinome teilen sich dabei im wesentlichen in zwei Gruppen, nämlich die duktalen und die lobulären Karzinome, die zusammen insgesamt fast 90% der Mammakarzinome ausmachen, wie eine Aufschlüsselung der oben bereits erwähnten Karzinomfälle aus dem Jahre 1987 zeigt (Abbildung 2). Der Rest der Tumoren verteilt sich auf spezielle Differenzierungen mit günstigerer Prognose. Rund 75% der Fälle stellen gewöhnliche, nicht weiter differenzierte duktale Karzinome dar. Das üblicherweise durchgeführte histologische Grading nach *Bloom* und *Richardson* führt in fast 70% dieser Fälle zu Grad 2 und erbringt deshalb keine ausreichende Differenzierung.

Bei der brusterhaltenden Therapie wird aber von den pathologisch-anatomischen Kriterien auch keine prinzipielle Aussage über die Prognose erwartet, sondern mit entsprechenden Kriterien sollen die für diese Behandlung günstigen von den ungünstigen Fällen zu unterscheiden sein. Wegen des viel zu kurzen Zeitraums, in dem in unserem Bereich die brusterhaltende Therapie durchgeführt wird, liegen dazu keine ausreichenden eigenen Erfahrungen vor. Man muß sich auf die vorhandenen Langzeitstudien stützen, nämlich die der Arbeitsgruppen um *E. Fischer, U. Veronesi, M. D. Lagios* und *J. L. Connolly* (1–6). Bei Anwendung sehr strenger Kriterien müssen etwa 10% aller invasiven Mammakarzinome als multizentrisch angesehen werden, wobei nicht invasive In-situ-Herde natürlich überwiegen. Die Multizentrizi-

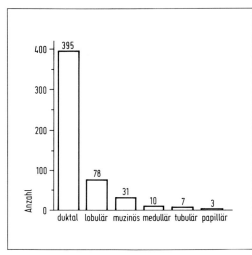

Abbildung 2. Aufgliederung der Mammakarzinome aus dem Jahr 1987 nach histologischen Typen.

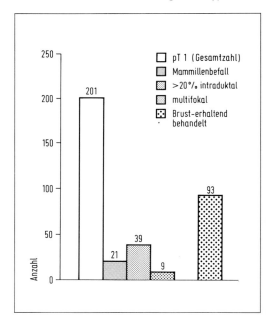

Abbildung 3. Zusammenstellung der kleinen Mammakarzinome bis 2 cm Durchmesser, von denen endgültig 93 Fälle brusterhaltend behandelt wurden. Von den 201 Fällen dieser kleinen Tumoren wiesen 21 einen Mamillenbefall auf, in 39 Fällen war über 20% der Tumorfläche von intraduktalen Tumoranteilen eingenommen und neun Fälle waren primär multifokal.

tät ist beim lobulären Karzinom mehr als doppelt so häufig wie beim duktalen Karzinom. Bei 10% der Fälle besteht eine Lymphangiosis carcinomatosa, die einen ungünstigen Faktor, sowohl in bezug auf die Prognose, als auch auf die Gefahr des Lokalrezidivs darstellt (1). Neuere Untersuchungen haben als wesentlichen Gesichtspunkt zusätzlich herausgearbeitet, daß der intraduktale Karzinomanteil neben dem eigentlichen infiltrierenden Anteil des Karzinoms ein wichtiges Kriterium für die Abschätzung der Rezidivgefahr nach brusterhaltender Therapie darstellt (2, 4, 5). Dies gilt auch bei zusätzlicher postoperativer Nachbestrahlung. Die Grenze zu den ungünstigen Formen liegt etwa bei einem Tumorflächenanteil von 20% (2, 4, 5). In der Gruppe mit hohem intraduktalem Karzinomanteil (In-situ-Karzinom) traten in 15% Lokalrezidive auf, im Vergleich zu nur 1% bei Fällen mit keinem oder minimalem intraduktalem Karzinomanteil. Auch intraduktale Karzinomanteile außerhalb des eigentlichen Karzinoms sind ein Indiz für eine höhere Rezidivgefahr. Dies gilt auch für eine inkomplette Exzision. Solche Fälle waren nach fünf Jahren nur in 64% rezidivfrei, im Vergleich zu 92% der übrigen Fälle (5).

Schlüsselt man unsere eigenen Fälle, natürlich beschränkt auf die in der Praxis schon von ihrer Zahl her allein wichtige Gruppe der duktalen Karzinome, nach den dargestellten Kriterien auf, so wiesen von 395 Fällen 172, d. h. ca. 40%, in über 20% der Tumorfläche intraduktale Karzinomanteile auf. Bei 53 Fällen, bzw. 13%, waren solche intraduktalen Tumoranteile auch noch im Probeexzisionshöhlenrand nachweis-

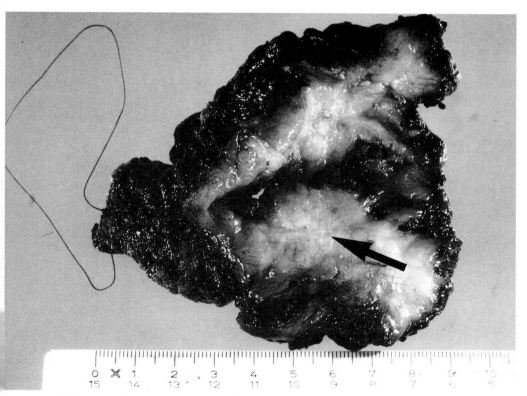

Abbildung 4. Mit Tusche eingefärbtes und anschließend eingeschnittenes Exzidat mit infiltrierendem Karzinom (s. Pfeil).

bar. Bei fast 20%, nämlich 45 Fällen, lag eine Mamillenbeteiligung vor. Betrachtet man nur die Gruppe der Tumoren bis 2 cm Durchmesser, auf die ja zumindest bisher die brusterhaltende Therapie beschränkt bleibt, so sind die Verhältnisse etwas günstiger. Eine Mamillenbeteiligung lag in dieser Gruppe nur in 10% der Fälle vor. Bei 39 Fällen, nämlich etwa 20%, fand sich ein Anteil von über 20% intraduktaler Karzinomstrukturen. Neun Fälle waren multifokal, bzw. multizentrisch, was bei solchen Tumorexzidaten nicht exakt zu trennen ist. Letztendlich wurden von diesem Kollektiv 93 Fälle brusterhaltend behandelt (Abbildung 3).

Die Beobachtungen zeigen ganz klar, daß größere In-situ-Anteile innerhalb eines infiltrierenden Karzinoms häufig und durchaus von praktischer Bedeutung sind. Sie müssen als Hinweis auf eine ausgedehntere Erkrankung im verästelten Brustdrüsengangsystem angesehen werden und ermöglichen vielleicht eine Abgrenzung von den mehr lokalisierten Erkrankungen. Da dieses Symptom, wie die oben dargestellten Untersuchungen gezeigt haben, offensichtlich ein Kriterium ist, zwischen Fällen mit geringerer und größerer Rezidivgefahr zu unterscheiden, müssen diese Beobachtungen Konsequenzen bei der morphologischen Aufarbeitung der Tumorexzidate bei geplanter brusterhaltender Therapie haben.

Um eine orientierte Aufarbeitung des Exzisionsmaterials zu ermöglichen, ist es wünschenswert, daß das Exzidat eine möglichst glatte Oberfläche aufweist, nicht eingerissen und vor allem nicht eingeschnitten ist. Es muß vom Chirurgen ausreichend nach allen Richtun-

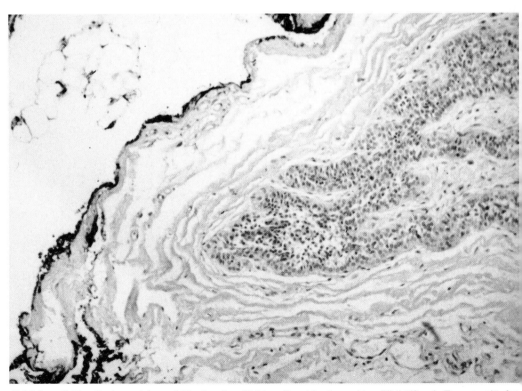

Abbildung 5. Eine Probeexzision mit Tusche eingefärbtem Rand. In der rechten Bildhälfte ein Tumorausläufer, der deutlich von dem schwarz markierten Rand der Probeexzision abgesetzt ist.

gen markiert sein, d. h. zumindest kranial, ventral und die Seitenlokalisation muß angegeben sein. Im histologischen Labor wird vor der Aufarbeitung das Gewebsstück vor dem Einschneiden in unverdünnter Tuschelösung eingefärbt, wobei nach dem Einfärben eine wenige Sekunden dauernde Fixierung erfolgen muß (am besten in Bouinscher Lösung), damit sich der Farbstoff nicht mehr herauslöst. Erst nach sorgfältigem Abtrocknen wird das Gewebe aufgeschnitten und aus dem Tumor das Material für die Schnellschnittuntersuchung zur Sicherung der Tumordiagnose entnommen (Abbildung 4). Gleichzeitig kann auch ohne Schaden Gewebe für die biochemische Rezeptorbestimmung entnommen werden. Anschließend wird das Material nicht weiter aufgeschnitten, sondern in der ursprünglichen Form fixiert. Bei der so durchgeführten intraoperativen Schnellschnittuntersuchung kann eine Aussage gemacht werden über die Dignität, den Prozentsatz eines evtl. intraduktalen Karzinomanteils im Tumor und vor allem auch eine Angabe über die Tumorgröße. In der Regel ist auch die Beziehung des infiltrierenden Karzinomanteils zum Exzisionsrand beurteilbar. Am Gefrierschnitt kann aber keine ausreichende Angabe über evtl. intraduktale Ausläufer in der Umgebung oder gar im Exzisionsrand gemacht werden.

Erst nach ausreichender Fixierung folgt, je nach Größe unterschiedlich, die räumlich orientierte Aufarbeitung des Exzidates nach allen sechs Richtungen des Raumes. Das Exzidat wird dabei in etwa wie eine Kugel behandelt und in sechs kegelförmige Gebilde zerlegt, deren Spitze jeweils zum Tumor zeigt. Aus diesen

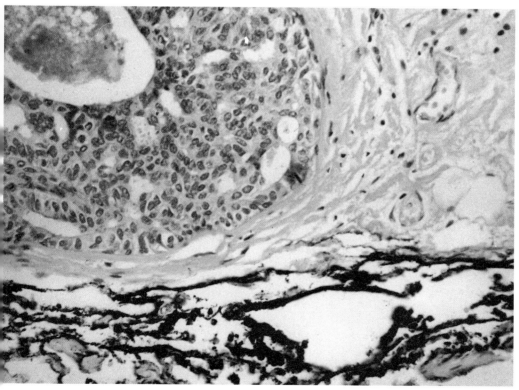

Abbildung 6. In stärkerer Vergrößerung ein Ausläufer eines intraduktalen Karzinoms mit einer Komedonekrose im Zentrum, der bis unmittelbar an den mit Tusche markierten Rand heranreicht.

kegelförmigen Anteilen werden dann jeweils repräsentative Schnitte mit der äußeren Begrenzung entnommen und histologische Präparate angefertigt. Es können dann exakte Aussagen über die Umgebung des Tumors gemacht werden, vor allem zur Frage der Resektionsränder (Abbildungen 5 und 6). Der äußere Rand ist durch die Tuschemarkierung erkennbar. Der Abstand einer evtl. tumorösen Läsion zum Rand kann genau bestimmt werden. Es können an dem fixierten Material intraduktale Anteile exakt beurteilt werden, wie in Abbildung 6 dargestellt, in der ein intraduktaler Tumorausläufer mit verkalkten Komedonekrosen bis unmittelbar an den tuschemarkierten Rand heranreicht. Es ist in solchen Fällen eine klare Aussage dazu möglich, wo diese Läsion den Rand erreicht, und es kann ggf. gezielt nachexzidiert werden. Solche exakten Angaben sind ohne Markierung der Oberfläche und ohne orientierte Aufarbeitung der Exzidate nicht möglich. Da diese Kriterien bedeutend sind für die Abschätzung des Rezidivrisikos und bei der individuellen Entscheidung zwischen der endgültigen brusterhaltenden Therapie und einer evtl. Mastektomie, muß unbedingt versucht werden, durch eine entsprechende histologische Aufarbeitung dem Kliniker diese Informationen zu liefern. Das geschilderte Vorgehen hat sich inzwischen bewährt und auch in der täglichen Routine als durchführbar erwiesen.

Literatur

1 Fisher ER (1985) The pathology of lumpectomy with particular reference of local breast recurrence and multicentricity. Verh Dt Ges Path 69: 51–61
2 Harris JR, Connolly JL, Schnitt SJ, Cady B, Love S, Osteen RT, Patterson WB, Shirley R, Hellman S, Cohen RB, Silen W (1985) The use of pathologic features in selecting the extent of surgical resection necessary for breast cancer patients treated by primary radiation therapy. Verh Dt Ges Path 69: 51–61
3 Lagios MD, Richards VE, Rose MR, Yee E (1983) Segmental mastectomy with radiotherapy. Short-term follow-up. Cancer 52: 2173–2179
4 Recht A, Connolly JL, Schnitt SJ, Cady B, Love S, Osteen RT, Patterson WB, Shirley R, Silen W, Come S, Henderson IC, Silver B, Harris JR (1986) Conservative surgery and radiation therapy for early breast cancer: results, controversies, and unsolved problems. Semin Oncol 13: 434–449
5 Schnitt SJ, Connolly JL, Harris JR, Hellman S, Cohen RB (1984) Pathologic predictors of early local recurrence in stage I and II breast cancer treated by primary radiation therapy. Cancer 53: 1049–1057
6 Veronesi U, Zucali R, Vecchio MD (1985) Conservative treatment of breast cancer with the QU. A. RT. technique. World J Surg 9: 676–681

Anschrift des Verfassers:
Prof. Dr. W. Permanetter
Pathologisches Institut der Universität
Thalkirchner Straße 36
D-8000 München 2

Immunhistologische Nachweismöglichkeiten und Verteilung der Hormonrezeptoren in Mammakarzinomen [1]

W. B. J. Nathrath, W. Eiermann[a] und H. Wagner[b]
Pathologisches Institut,
[a] Frauenklinik im Klinikum Großhadern und
[b] III. Medizinische Klinik der Universität München

Nach frühen Hinweisen auf Hormonabhängigkeit von Mammakarzinomen (14) konnten vor ca. 15 Jahren Hormonrezeptoren im Brustdrüsengewebe nachgewiesen und schließlich »Östrogenrezeptor(ÖR)-reiche« und »ÖR-arme« Mammakarzinome mit einer Remissionsrate von ca. 70% bzw. nur ca. 10% nach endokriner Ablationstherapie unterschieden werden; Übersicht u. a. bei (4). Die biochemische Bestimmung der Steroidrezeptoren in Zytosol oder Kernpräparation von nativem Tumorgewebe, neuerdings insbesondere der Enzym-Immuno-Assay mit monoklonalen Antikörpern (»ER-EIA«, Abbott Lab.), wurde zur wichtigen Methode für die Planung der medikamentösen Therapie von Mammakarzinomen. Diese quantitativen Methoden erlauben jedoch keine Aussage über die genaue Lokalisation und Verteilung der Rezeptoren im Gewebe. Derartige Schwächen können seit wenigen Jahren durch die immunhistologische Darstellung von ÖR (»estrogen receptor immunocytochemical assay«: »ER-ICA«, Abbott Lab.) und auch Progesteronrezeptor (Fa. Dianova) mittels monoklonaler Antikörper (2, 5, 8) kompensiert werden, wozu Mammakarzinom-Kryostatschnitte verwendet werden (Abbildung 1). Es ist jedoch zu betonen, daß die biochemisch-quantitative Bestimmung des Rezeptorstatus nach wie vor für die Therapieplanung die Methode der Wahl ist.

Immunhistologische Bestimmung von Hormonrezeptoren in formalinfixiertem paraffineingebettetem Mammakarzinomgewebe

Wenn in Einzelfällen kein natives Tumorgewebe zur biochemischen oder wenigstens zur immunhistologischen Kryostatschnitt-Untersuchung zur Verfügung steht, kann der immunhistologische Nachweis zumindest des ÖR auch an Schnitten von routinemäßig formalinfixiertem und paraffineingebettetem (FP) Tumorgewebe versucht werden (15).

Da aber bei der Routinepräparation, Fixierung und Einbettung der Gewebe Antigenverluste und -veränderungen stattfinden (8, 9), ist der Erfolg dieser Untersuchung nicht garantiert. Tabelle I zeigt, daß der ÖR immunhistologisch in den Gefrierschnitten von allen sechs Mammakarzinomen, aber nur bei zwei Karzinomen in den FP-Schnitten und hier nur abgeschwächt dargestellt werden konnte, selbst bei wiederholten Versuchen mit verschiedenen Methoden (9). Der Progesteronrezeptor war in keinem Fall in den FP-Schnitten nachweisbar. Für die Praxis ergibt sich daraus, daß bei der FP-Schnittuntersuchung nur eine positive Immunfärbung gewertet werden kann, während eine fehlende Reaktion nicht ausschließt, daß das betreffende Karzinom Rezeptoren enthält.

Die spezifische Immunreaktion der Hormonrezeptoren ist in FP- und im Kryostatschnitt im

---
[1] Die Arbeit wurde unterstützt von der Wilhelm-Sander-Stiftung (82007.3).

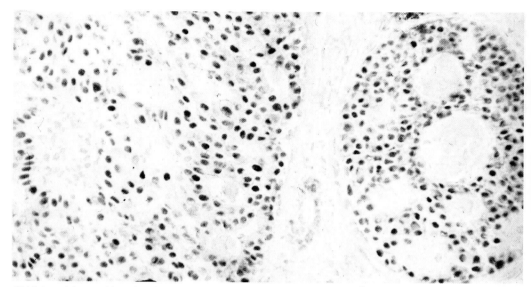

Abbildung 1. Immunhistochemischer Nachweis (ER-ICA, Abbott Lab.) der Östrogenrezeptoren in den Kernen der intraduktalen kribriformen Komponente des Mammakarzinoms. Gefrierschnitt, Fixation in 3,7% Formaldehyd, Entwässerung in Methanol-Azeton; × 350 Endvergrößerung.

Zellkern lokalisiert (Abbildung 1). In den Untersuchungen, die dieser Publikation zugrunde liegen, wurde die Immunhistologie semiquantitativ (s. Fußnote [b] Tabelle I) entsprechend dem Vorschlag von *Remmele* und *Stegner* ausgewertet (12).

Vergleich zwischen immunhistologischer und biochemischer Östrogenrezeptorbestimmung

Wie schon aus Tabelle I ersichtlich, stimmen Biochemie und Kryostatschnitt-Immunhistologie bei dem Rezeptornachweis in den meisten, jedoch nicht in allen Fällen überein. Tabelle II zeigt in einem ausführlichen Vergleich von 82 Mammakarzinomen eine Konkordanz von 77% bei positiver und von 93% bei negativer Färbereaktion, ähnlich den Angaben der Literatur (6, 17). Zur Erklärung der Abweichungen sind in Tabelle III die 82 Karzinome nach histologischen Typen aufgeschlüsselt. Von den Karzinomen mit positiver Immunhistologie und negativer Biochemie waren drei muzinös und die übrigen neun invasiv-lobulär oder invasiv-duktal mit jeweils sehr großer Stroma- und spärlicher Karzinomkomponente. In allen diesen Fällen dürfte der Karzinomzellanteil in dem biochemisch untersuchten Gewebe zu gering gewesen sein. Vorhandene Rezeptoren könnten durch beispielsweise enzymatische Aktivitäten des Schleims oder Stromas zusätzlich beeinträchtigt worden sein. Die zwei immunhistologisch negativen und biochemisch positiven Karzinome enthielten einen großen intraduktalen Anteil. Nur dieser wies in vitalen Anteilen eine spezifische Immunfärbung auf, während nekrotische Bezirke und das invasive Karzinom negativ waren.

Somit sind als Vorteile der immunhistologischen gegenüber der biochemischen Methode zu nennen: Unabhängigkeit von Zell- und Stromagehalt, von heterogener Rezeptorexpression, von Nekrosen sowie von der Größe des Tumorgewebes.

Immunhistologische Östrogenrezeptorverteilung in Mammakarzinomen

Die untersuchten Mammakarzinome von 100 Patientinnen zeigen eine bimodale Altersverteilung, die Grenze zwischen den beiden Hauptgruppen liegt bei 55 Jahren. Abbildung 2 läßt zusätzlich erkennen, daß immunhistologisch die Karzinome der älteren Patientengruppe häufiger ÖR-positiv sind als bei den jüngeren Frauen (6, 16). Schließlich läßt Tabelle IV erkennen, daß die ÖR-Expression nicht in allen Karzinomtypen vergleichbar häufig ist. Wie bereits von anderen Untersuchern festgestellt (17), zeigen

Tabelle I. Vergleich der biochemischen Rezeptorwerte mit dem Rezeptornachweis in Gefrier- und Paraffinschnitten.

Karzinom	Biochemisch[a]		Immunhistologisch[b]			
			Gefrier		Paraffin	
	ÖR	PR	ÖR	PR	ÖR	PR
1. Inv. lobulär	29	29	++	++	–	–
2. Muzinös	–	–	++	–	++	–
3. Inv. duktal	106	45	++	++	–	–
4. Inv. duktal i.d. kribrif.	18	25	++	++	+	–
5. Inv. duktal i.d. »Komedo«	34	793	+	++	–	–
6. Papillär	514	1312	++	++	–	–

[a] Die Zahlen entsprechen dem Rezeptorgehalt in fmol/mg Protein (ER-EIA, Abbott Lab.)
[b] Die Zeichen entsprechen folgenden Werten des »Immunreaktiven Scores« (12): – = 0, 1; + = 2, 3, 4; ++ = 6, 8, 9, 12.

Tabelle II. Vergleich der Östrogenrezeptorbestimmung durch Immunhistologie (»ER-ICA«) und Biochemie (»ER-EIA«).

Immunhistologie	Biochemie	Karzinome	
ER-ICA +	ER-EIA +	41	Übereinstimmung
ER-ICA +	ER-EIA –	12	bei ER-ICA +: 77%
ER-ICA –	ER-EIA +	2	Übereinstimmung
ER-ICA –	ER-EIA –	27	bei ER-ICA –: 93%
Gesamt		82	

Tabelle III. Vergleich der Östrogenrezeptorbestimmung mit ER-ICA- und ER-EIA-Methode in verschiedenen Mammakarzinom-Typen.

	Lobulär	Duktal	Muzinös	Medullär	Tubulär	Papillär
ER-ICA + ER-EIA +	8	29	2	–	1	1
ER-ICA + ER-EIA –	3	6	3	–	–	–
ER-ICA – ER-EIA +	–	2	–	–	–	–
ER-ICA – ER-EIA –	5	21	–	1	–	–
Gesamt: 82	16	58	5	1	1	1

die muzinösen, tubulären und papillären Karzinome mit ihrem überwiegend hohen Differenzierungsgrad weitgehend homogene und intensive spezifische Immunfärbung der Tumorzellkerne. In diese Gruppe gehören auch die intraduktalen »kribriformen« monomorphzelligen Karzinomstrukturen (Abbildung 1). Hingegen sind die groß- und polymorphzelligen, überwiegend solide wachsenden Karzinome mit großer intraduktaler Komponente vom »Komedo-Typ« in einem größeren Prozentsatz ÖR-negativ. Völlig negativ waren auch die drei medullären Karzinome. Zusammenhänge zwischen derartiger Morphologie, ÖR-Mangel, An-

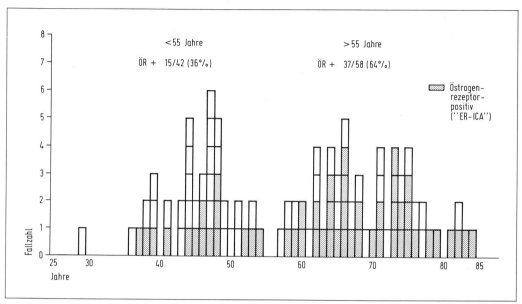

Abbildung 2. Altersverteilung von 100 Mammakarzinomen.

Tabelle IV. Immunhistochemische Östrogenrezeptorverteilung (»ER-ICA«) in verschiedenen Mammakarzinomtypen.

	Karzinome	ÖR −	ÖR +	ÖR ++	
17	Lobulär	5	5	7	80%+
49	Duktal	14	9	26	72%+
8	Duktal mit großer i.d. Komponente »kribriform« monomorphzellig	−	−	8	100%+
13	Duktal mit großer i.d. Komponente »Komedo« polymorphzellig	8	5	−	60%−
3	Medullär	3	−	−	100%−
7	Muzinös	−	1	6	100%+
2	Tubulär		1	1	
1	Papillär	−	−	1	
100		30	21	49	

euploidie, erhöhter Zellkern-Atypie und vergrößerter Ki-67-Wachstumsfraktion sind bei Mammakarzinomen beschrieben worden (1, 11, 13).

Zusammenfassung

1. Die immunhistochemische Bestimmung der Hormonrezeptoren in Mammakarzinomen ist eine wichtige Ergänzung der biochemischen quantitativen Rezeptorbestimmung von Mammakarzinomen im Hinblick auf eine optimale Therapieplanung.
2. Der Vorteil der immunhistologischen gegenüber der biochemischen Rezeptoranalyse ergibt sich aus der Möglichkeit, Menge und Verteilung der Rezeptoren im Tumorgewebe beurteilen zu können.
3. Die Rezeptorbestimmung an Schnitten von routinemäßig formalinfixiertem paraffineingebettetem Gewebe ist mit Vorbehalt und nur in Ausnahmefällen durchzuführen.
4. Östrogenrezeptor-positive Karzinome finden sich häufiger bei älteren als bei jüngeren Frauen.
5. Ausmaß, Intensität und Homogenität der Östrogenrezeptorexpressionen zeigen positive Korrelation mit einem hohen Differenzierungsgrad der Mammakarzinome.

Abkürzungen

ER-EIA = Estrogen Receptor Enzyme Immune Assay
ER-ICA = Estrogen Receptor Immunocytochemical Assay
FP = formalinfixiertes paraffineingebettetes Gewebe
ÖR = Östrogenrezeptor
PR = Progesteronrezeptor

Literatur

1 Erhardt K, Auer G, Fallenius A, Folin A, Forsslund G, Silfverswärd C, Zetterberg A (1986) Prognostic significance of nuclear DNA analysis in histological sections in mammary carcinoma. Am J Clin Oncol 9: 3–15
2 Greene GL, Nolan C, Engler JP, Jensen EV (1980) Monoclonal antibodies to human estrogen receptors. Proc Natl Acad Sci USA 77: 5115–5119
3 Jensen EV, Smith S, De Sombre ER (1976) Hormone dependency in breast cancer. J Steroid Biochem 7: 911–917
4 Jensen EV (1981) Hormone dependency of breast cancer. Cancer 47: 2319–2326
5 King WJ, Greene GL (1984) Monoclonal antibodies localise oestrogen receptor in the nuclei of target cells. Nature 307: 745–747
6 Köhler G, Bässler R (1986) Östrogen-Rezeptor-Status in Mammakarzinomen. Dt Med Wschr 111: 1954–1960
7 Leclercq G, Bojar H, Goussard J, Nicholson RA, Pichon M-F, Piffanelli A, Ponsette A, Thorpe S, Lonsdorfer M (1986) Abbott monoclonal enzyme immunoassay for the measurement of estrogen receptors in human breast cancer. Cancer Res (suppl) 46: 4233–4236
8 Nathrath WBJ, Wilson PD, Trejdosiewicz LK (1982) Immunohistochemical localisation of keratin and luminal epithelial antigen in myoepithelial and luminal epithelial cells of human mammary and salivary gland tumours. Path Res Pract 175: 279–288
9 Nathrath WBJ (1986) Tumormarker in der diagnostischen Routine-Immunhistopathologie. In: Wüst G (ed) Tumormarker, aktuelle Aspekte und klinische Relevanz. Dr. Steinkopff, Darmstadt, pp 14–19
10 Perrot-Applanat M, Logeat F, Groyer-Picard MT, Milgrom E (1985) Immunocytochemical study of mammalian progesterone receptor using monoclonal antibodies. Endocrinology 116: 1473–1484
11 Pickartz H, Kurtsiefer L, Fleige B, Schwarting R, Gerdes J (1986) Prognostische Bedeutung von Tumormarkern beim Mammakarzinom. Verh Dt Ges Path 70: 472
12 Remmele W, Stegner H-E (1986) Mammakarzinom: Prognostisch wichtige Rezeptorbestimmungen. Dt Ärztebl 83: 3359–3364
13 Schenck U, Burger G, Jütting U, Eiermann W (1986) Zytomorphologisches Grading und Hormonrezeptorstatus beim Mammakarzinom. Dt Med Wschr 111: 1949–1953

14 Schinzinger A (1889) Über Carcinoma mammae. Verh Dt Ges Chir 18: 28

15 Shintaku P, Said JW (1987) Detection of estrogen receptors with monoclonal antibodies in routinely processed formalinfixed paraffin sections of breast carcinoma. Am J Clin Pathol 87: 161–167

16 Silfverswärd C, Gustafsson J-A, Gustaffson SA, Humla S, Nordenskjöld B, Wallgren A, Wrange Ö (1980) Estrogen receptor concentrations in 269 cases of histologically classified human breast cancer. Cancer 45: 2001–2005

17 Stegner H-E, Jonat W, Maass H (1986) Immunhistochemischer Nachweis nukleärer Östrogenrezeptoren mit monoclonalen Antikörpern in verschiedenen Typen des Mammakarzinoms. Pathologe 7: 156–163

Für die Verfasser:
Priv.-Doz. Dr. W. B. J. Nathrath
Pathologisches Institut der Universität
Thalkirchner Straße 36
D-8000 München 2

Zusammenhänge von Zellbild und Hormonrezeptorstatus beim Mammakarzinom[1]

U. Schenck, G. Burger[a], W. Eiermann[b], U. Jütting[a] und U. B. Schenck[a]

Institut für Klinische Zytologie der Technischen Universität München,
[a] Labor für Biomedizinische Bildanalyse des Instituts für Strahlenschutz, Gesellschaft für Strahlen- und Umweltforschung, Neuherberg/München, und
[b] Universitäts-Frauenklinik im Klinikum Großhadern, München

Mammakarzinome, die sowohl Östrogen- als auch Progesteronrezeptoren enthalten, sprechen in bis zu 80% auf endokrine Therapiemaßnahmen an. Rezeptornegative Karzinome, also solche, bei denen weder Östrogen- noch Progesteronrezeptoren nachgewiesen werden, können dagegen in nur 5 bis 10% der Fälle erfolgreich hormonell therapiert werden (1). In der Regel wird der Hormonrezeptorgehalt mit der Dextran-Coated-Charcoal(DCC)-Methode bestimmt, wobei als Schwelle für einen positiven bzw. negativen Hormonrezeptorstatus eine Rezeptormenge von 10 fmol/mg angenommen wird. In den letzten Jahren hat sich das Interesse auch auf die Anwendung monoklonaler Antikörper zum Nachweis der Hormonrezeptoren konzentriert (4, 6). Untersuchungsergebnisse mit monoklonalen Antikörpern liegen inzwischen von verschiedenen Arbeitsgruppen vor und zeigen eine recht gute Übereinstimmung mit der Östrogenrezeptorbestimmung durch andere Methoden (7). Die Rezeptorbestimmung mit monoklonalen Antikörpern beginnt auch in der Routinediagnostik andere Methoden zu ersetzen.

Beziehungen zwischen dem Hormonrezeptorstatus und zellulären oder geweblichen Eigenschaften sind seit Jahren beschrieben worden, zum Teil aber doch widersprüchlich geblieben. Das Vorkommen und die Menge von Hormonrezeptoren wurden mit den verschiedenen histologischen Typen des Mammakarzinoms in Zusammenhang gebracht. Dabei zeigte sich, daß unter den lobulären, tubulären und schleimbildenden Karzinomen besonders viele hormonrezeptorpositive, unter den medullären Mammakarzinomen überwiegend rezeptornegative waren (14). Auch zahlreiche histologische Einzelmerkmale treten häufiger beim hormonrezeptorpositiven Mammakarzinom auf, wie z. B. drüsige Strukturen und Schleimbildung oder auch Elastose (8). Dagegen kommen bei rezeptornegativen Karzinomen häufiger Nekrosen, lymphozytäre Tumorinfiltrationen und erhöhte Mitoseindizes vor.

An zytologisch untersuchten Tumorzellen aus Ergüssen bei Mammakarzinomen stellten *Mossler* et al. (1981) besonders ausgeprägte Malignitätskriterien fest, wenn der Primärtumor rezeptornegativ war. Unser erster Ansatz, den Zusammenhängen von Zellbild und Hormonrezeptorstatus nachzugehen, bestand darin, Feinnadelpunktate von Mammakarzinomen mit bekanntem Hormonrezeptorstatus (DCC-Methode) in der Reihenfolge zunehmender Ausprägung der zellulären Malignitätskriterien anzuordnen. Dabei fanden wir unter den Mammakarzinomen mit nur wenig ausgeprägten Malignitätskriterien überwiegend hormonrezeptorpositive Karzinome, während die Karzinome mit stark ausgeprägten Malignitätskriterien, wie prominenten Nukleolen oder gar multiplen prominenten Nukleolen, häufiger rezeptornegativ waren. Die morphologische Unterscheidung von rezeptornegativen und

[1] Mit Unterstützung der Deutschen Forschungsgemeinschaft (SFB 324).

Tabelle I. Zusammenhang von visuell ermittelten Atypiegruppen mit dem Hormonrezeptorstatus (DCC-Methode) bei 745 Mammakarzinomen.

Gruppe	n	R+	ER+	PR+	ER+ u. PR+
2	37	97%	76%	70%	49%
3	143	81%	64%	57%	40%
4	168	84%	68%	53%	38%
5	150	69%	53%	47%	31%
6	146	51%	34%	28%	11%
7	63	37%	30%	19%	13%

Anmerkung: Die Ergebnisse für die Gruppe 1 und 8 sind wegen der Heterogenität (Gruppe 1) und der geringen Fallzahl (Gruppe 8) nicht dargestellt.

rezeptorpositiven Mammakarzinomen gelang mit bildanalytischen Methoden sogar besser als visuell, speziell wenn Chromatinmerkmale berücksichtigt wurden (2, 10).
Inzwischen sind die visuellen Einstufungen der Zellbilder von 745 Biopsieabstrichen von Mammakarzinomen ausgewertet (11). Die luftgetrockneten Präparate wurden nach Pappenheim gefärbt und anschließend ohne Kenntnis des Hormonrezeptorstatus vom gleichen Untersucher acht diagnostischen Gruppen zugeordnet. Da hier die wichtigsten zytologischen Malignitätskriterien den Zellkern betreffen, wurden ausschließlich Kernmerkmale berücksichtigt: Die Gruppen 1 bis 4 entsprechen Fällen mit Zellkernen, die keine Nukleolen enthalten. In Fällen der Gruppe 1 sind nur kleine Kerne, und die Abgrenzung gegenüber gutartigen Veränderungen ist zytologisch nicht eindeutig möglich. Die Gruppen 2 bis 4 stufen zunehmende Kerngrößen ab. Die Gruppen 5 bis 8 entsprechen Fällen, deren Kerne in zunehmender Größe und Zahl Nukleoli enthalten. Es zeigte sich (Tabelle I, Abbildung 1), daß mit zunehmender Ausprägung der zellulären Malignitätskriterien der Anteil der Rezeptorpositiven deutlich sinkt. Mammakarzinome mit überwiegend kleinen Kernen ohne Nukleoli sind meistens rezeptorpositiv (Tabelle I, Gruppe 2). Für Teilkollektive des Materials haben wir durchschnittliche Atypiewerte errechnet (Tabelle II). Die höchsten mittleren Atypiegrade fanden sich für die rezeptornegativen Karzinome, d.h. für die Karzinome, die sowohl

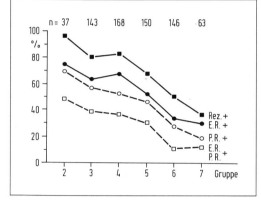

Abbildung 1.

Östrogen- als auch Progesteronrezeptor-negativ waren. Auch *Fisher* et al. (1987) haben an einem großen Kollektiv bestätigt, daß die Häufigkeit von »well differentiated nuclei« mit ansteigenden Östrogen- und Progesteronrezeptorwerten zunimmt.
In 129 weiteren Fällen wurden die visuellen Einstufungen mit den Ergebnissen der Östrogenrezeptorbestimmungen verglichen, wobei der Östrogenrezeptor zusätzlich zur DCC-Methode mit zwei verschiedenen Methoden mit monoklonalen Antikörpern bestimmt wurde: Einerseits im Zytosol der homogenisierten Tumoren mit dem »Estrogen Receptor Enzyme Immuno Assay« (ER-EIA, Fa. Abbott), andererseits mit der immunzytochemischen Methode (ER-ICA, Fa. Abbott) an Biopsieabstrichen der gleichen

Karzinome. Bei beiden Methoden kommt es letztlich durch Peroxidase zu einer Färbung, die beim ER-EIA photometrisch gemessen wird und beim ER-ICA am Objektträger visuell beurteilt werden muß.

Die Ergebnisse von Hormonrezeptorbestimmungen mit monoklonalen Antikörpern korrelieren besser mit dem Zellbild als die der Rezeptorbestimmung mit der DCC-Methode. Besonders interessant ist der Bezug der Zytomorphologie zu den mit Enzym-Immuno-Assay bestimmten Östrogenrezeptorwerten: Die 48 Fälle, die in nach Pappenheim gefärbten Präparaten keine Nukleoli zeigten, hatten einen durchschnittlichen Östrogenrezeptorgehalt von 100 fmol/mg (Median 59 fmol/mg), während dieser für alle 57 Fälle mit Nukleoli bei 37 fmol/mg (Median 14 fmol/mg) lag. Für die 28 Fälle mit prominenten und multiplen prominenten Nukleoli lag der ER-Wert sogar nur bei 15 fmol/mg (Median 5 fmol/mg). Auffällig ist, daß bei den 24 nach Pappenheim gefärbten Präparaten, die für die visuelle Beurteilung technisch unbrauchbar waren, im Durchschnitt sehr niedrige ER-EIA Werte gemessen wurden (12) (Tabelle III).

69 nach Feulgen gefärbte Präparate der 129 Fälle wurden mit den Methoden der hochauflösenden Bildanalyse untersucht (3, 13). Über eine TV-Kamera wurden pro Fall ca. 100 Zellen bei 100facher Objektivvergrößerung erfaßt. Nach der Weiterverarbeitung der digitalisierten Bilder wurden von jedem Zellkern etwa 50 planimetrische und Chromatinmerkmale bestimmt.

Tabelle II. Mittlere Atypiewerte für verschiedene jeweils komplementäre Teilkollektive (745 Fälle).

Rezeptorstatus	Fallzahl, n	Mittl. Atyp., MW	SD	Rezeptorstatus	Fall zahl, n	Mittl. Atyp., MW	SD
Rez− (ER− u. PR−)	222	5,22	1,5	ER+ u./ od. PR+	523	4,13	1,5
ER−	341	4,90	1,6	ER+	404	4,07	1,5
PR−	405	4,82	1,6	PR+	340	4,01	1,4
ER 10−49	165	4,30	1,6	ER üb. 49	239	3,90	1,3
PR 10−49	203	4,2	1,5	PR üb. 49	136	3,80	1,4
Borderline ER u./ od. PR 10−19	78	4,77	1,5	Rez−	222	5,22	1,5
				ER u./o. PR über 19	445	4,10	1,4

Tabelle III. Kerngrading und Östrogenrezeptorgehalt (ER-EIA, fmol/mg).

Gruppe	Fälle, n	ER-EIA, MW	ER-EIA, SD	ER-EIA, Median
1−2	7	33	38	22
3	17	114	129	60
4	24	113	140	57
5	29	59	101	34
6	19	17	19	10
7	9	11	25	1,6
t.u.[a]	24	21	40	9

[a] t.u. = technisch unbrauchbare Fälle, bei denen die nach Pappenheim gefärbten Präparate kein ausreichendes diagnostisch verwertbares Zellmaterial enthielten.

Tabelle IV. a–d: Bildanalytische Reklassifikationen bezüglich des Hormonrezeptorstatus (HRS).

a) Bildanalytische Reklassifikation von Fällen mit konkordant neg. (n = 16) und pos. (n = 13) HRS

Rez.status	neg.	pos.	unklar	tot
Negative	11	1	4	16
Positive	1	12	–	13

b) Bildanalytische Reklassifikation von ER-EIA neg. (n = 22) und pos. (n = 47) Fällen

Rez.status	neg.	pos.	unklar	tot
ER-EIA neg.	16	3	3	22
ER-EIA pos.	7	36	4	47

c) Bildanalytische Reklassifikation von ER-DCC neg. (n = 31) und pos. (n = 38) Fällen

Rez.status	neg.	pos.	unklar	tot
ER-DCC neg.	19	5	7	31
ER-DCC pos.	4	23	11	38

d) Bildanalytische Reklassifikation von ER-ICA neg. (n = 33) und pos. (n = 32) Fällen

Rez.status	neg.	pos.	unklar	tot
ER-ICA neg.	26	6	1	33
ER-ICA pos.	6	23	3	32

Mit Hilfe dieser Merkmale wurden für unterschiedlich definierte Kollektive Reklassifizierungen der Fälle bezüglich ihres Hormonrezeptorstatus (HRS) vorgenommen.

Die Tabellen IV a–d zeigen solche Beispiele für Reklassifikationsergebnisse. Dabei zeigen auch die bildanalytischen Untersuchungen eine bessere Korrelation der Zytomorphologie mit den Ergebnissen der Hormonrezeptorbestimmung mit monoklonalen Antikörpern (Tabelle IV b und d) als mit Ergebnissen der DCC-Methode (Tabelle IV c). Am besten konnte an den 29 Fällen mit konkordanten zytosolischen Östrogen- und Progesteron-Ergebnissen (ER-DCC neg., ER-EIA neg., PR-DCC neg. und ER-DCC pos., ER-EIA pos., PR-DCC pos.) die Einteilung in hormonrezeptorpositiv und -negativ vorgenommen werden: 79% der Fälle wurden richtig, 7% falsch und 14% als unklar eingestuft. Dies zeigt, daß die bildanalytische Unterscheidung der Fälle besonders gut an einem Teilkollektiv gelingt, bei dem Erfolg und Mißerfolg einer hormonellen Therapie besonders gut vorhersagbar erscheint.

Unsere Ergebnisse zeigen, daß Zellbild und Hormonrezeptorstatus wesentlich enger korreliert sind, als bisher angenommen wurde. Bereits die visuelle zytologische Beurteilung kann Hinweise auf den Hormonrezeptorstatus geben, insbesondere wenn keine ausreichende Menge von Gewebe zur Hormonrezeptorbestimmung vorhanden ist, sollte an diese Möglichkeit gedacht werden.

Literatur

1. Bloom ND, Tobin EH, Schreibmann B, Degensheim GA (1980) The role of progesteron receptors in the management of advanced breast cancer. Cancer 45: 2992–2997
2. Burger G, Jütting U, Gais P, Rodenacker K, Schenck U, Giaretti W, Wittekind D (1986) The role of chromatin pattern in automated cancer cytometry. In: Mary JY, Rigaut JP (eds) Quantitative Image Analysis in Cancer Cytology and Histology. Elsevier Sc Publ, Amsterdam, pp 91–103
3. Burger G, Jütting U, Gais P, Rodenacker K, Schenck U (1988) Anwendung der hochauflösenden Bildanalyse in der medizinischen Zytometrie. In: Burger G, Oberholzer M, Gössner W (eds) Morphometrie in der Zyto- und Histopathologie. Springer, Berlin, pp 200–226
4. Eiermann W, Matzner G, Schenck U, Untch M, Hepp H (1987) Vergleichende Untersuchungen zum Östrogenrezeptornachweis mit monoklonalen Antikörpern beim Mammakarzinom. Arch Gynecol Obstetr 242: 1–4
5. Fisher ER, Sass R, Fisher B (1987) Pathologic findings from the national surgical adjuvant breast project. Correlations with concordant and discordant estrogen and progesteron receptors. Cancer 59: 1554–1559

6. Greene GL, Nolan C, Engler JP, Jensen EV (1980) Monoclonal antibodies to human estrogen receptor. Proc Natl Acad Sci USA: 5115–5119
7. King WJ, de Sombre ER, Jensen EV, Greene GL (1985) Comparison of immunocytochemical and steroid-binding assays for estrogen receptor in human breast tumors. Cancer Res 45: 293–304
8. Masters JRW, Millis RR, King RJB, Rubens RD (1979) Elastosis and response to endocrine therapy in human breast cancer. Br J Cancer 39: 536–539
9. Mossler JA, McCarry KS jr, Johnston WW (1981) The correlation of cytologic grade and steroid receptor content in effusions of metastatic breast carcinoma. Acta Cytol 2: 653–658
10. Schenck U, Burger G, Jütting U, Peters-Welte C, Eiermann W (1985) Punktionszytologie der Mamma: Korrelation visueller und bildanalytischer Untersuchungen mit dem Hormonrezeptorstatus. Geburtsh Frauenheilk 45: 17–21
11. Schenck U, Burger G, Jütting U, Eiermann W (1986) Zytomorphologisches Grading und Hormonrezeptorstatus beim Mammakarzinom – visuelle Untersuchungen an Ausstrichpräparaten. Dt Med Wschr 111: 1949–1953
12. Schenck U, Jütting U, Eiermann W (1988a) Hormonrezeptorbestimmung beim Mammakarzinom mit der Dextran-Coated-Charcoal Methode und mit monoklonalen Antikörpern: Korrelation mit einem zytomorphologischen Grading. Onkologie 11: 211–215
13. Schenck U, Burger G, Eiermann W, Gais P, Jütting U, Rodenacker K, Schenck UB (1988b) Correlations of cytomorphology, hormone receptor status, and age in patients with breast carcinoma. In: Goerttler K, Feichter GE, Witte S (eds) New Frontiers in Cytology. Springer, Berlin, pp 404–407
14. Torhorst J, Roos W, Almendral A, Eppenberger U (1980) Beziehung zwischen morphologischen Parametern und zytoplastischem Östrogenrezeptor beim invasiven Mammakarzinom. Tumor Diag 2: 91–95

Für die Verfasser:
Priv.-Doz. Dr. U. Schenck
Institut für Klinische Zytologie der Technischen Universität
Prinzregentenplatz 14
D-8000 München 80

Tumormarker in der Primärdiagnostik, Verlaufs- und Therapiekontrolle beim Mammakarzinom

L. Schmid, R. Schröck[a], B. Weber, H. Langhammer[b] und M. Oberdorfer[b]
Onkologische Klinik im Tumorzentrum München, Schloßbergklinik Oberstaufen
[a] Paracelsus-Klinik, Scheidegg, und
[b] Nuklearmedizinische Klinik u. Poliklinik rechts der Isar der Technischen Universität München

An einen klinisch brauchbaren Tumormarker sind im wesentlichen folgende Forderungen zu stellen:

- Auftreten in hohem Maße mit Entstehung und Wachstum eines oder mehrerer maligner Tumoren verknüpft: hohe Spezifität von > 90% gegenüber Normalkollektiv (geringe Rate falsch positiver Befunde);
- Hohe Markerempfindlichkeit zur möglichst frühzeitigen Aufdeckung eines Malignoms: hohe Sensitivität (niedrige Rate falsch negativer Befunde);
- Gute Korrelation der Markerkonzentration in Serum oder Körperflüssigkeiten mit Tumormasse und damit Tumorausbreitung;
- Zuverlässige Übereinstimmung von Konzentrationsänderungen mit klinischem Verlauf, insbesondere mit Therapieergebnis;
- Prognostische Hinweise durch bereits präoperativ erhöhte Werte;
- Qualität der Bestimmungsmethode ausreichend zur zuverlässigen Unterscheidung zwischen normalen Markerspiegeln bei Gesunden und erhöhten bei der Mehrzahl der Tumorkranken;
- Methodisch wenig komplizierte, standardisierbare, reproduzierbare und auch preisgünstige Bestimmung.

Die heute verfügbaren Tumormarker kommen in der Regel bei mehreren Tumorarten, ferner in meist niedrigen Konzentrationen auch bei benignen Erkrankungen vor. Sie sind somit weder spezifisch für einen bestimmten Tumor (ausgenommen hTG bei Schilddrüsenkarzinom, Beta-HCG bei Teratomen des Mannes oder Chorionkarzinomen, Kalzitonin bei C-Zell-Karzinom und PSA bei Prostatakarzinom) noch für ein malignes Geschehen. Ihr Auftreten ist lediglich »tumorassoziiert«.

Die Sensitivität der heute zur Verfügung stehenden Tumormarker ist in der Regel noch so gering, daß sie weder zur Tumorfrüherkennung noch zum Screening geeignet sind. Sie können allenfalls bei bestimmten Risikogruppen in Kombination mit den etablierten Vorsorgeverfahren gelegentlich wertvolle Zusatzinformationen liefern. Ihre größte Bedeutung besitzen sie jedoch ohne Zweifel in der onkologischen Nachsorge und in der Therapiekontrolle: Eine vollständige Tumorentfernung hat eine Markernormalisierung zur Folge, ein fehlender oder nur geringer Abfall des Serumspiegels nach einem potentiell kurativen Eingriff spricht für unvollständige Tumorelimination, ein Wieder- oder Weiteranstieg belegt eine unwirksame Radio-/Chemotherapie, einen fortschreitenden Resttumor oder eine Metastasierung. Vor allem nach vermeintlich kurativen Operationen kann durch einen Marker-Wiederanstieg – oft schon mehrere Monate vor den bildgebenden Verfahren, sogenannten Routine-Laborwerten und vor allem vor klinischen Symptomen – ein erneutes Tumorwachstum angezeigt werden (Vorwarnzeit), was bekanntermaßen vor allem bei kolorektalen Tumoren und den malignen Teratomen eine außerordentlich große klinisch-praktische Bedeutung erlangt hat (6, 14).

Tabelle I. Cancer Antigen 15-3 (CA 15-3).

Tumormarker beim Mammakarzinom

Zirkulierende Antigene
- MAM-6 aus menschlicher Milchfettglobulin-Membran
 Glykoprotein, 400 000 D
 Vorkommen: Mammakarzinomzellen, einige Epithelzellen
- Membran-Ag DF3 von menschlichen Mammakarzinomzellen
 Glykoprotein, 290 000 D
 Vorkommen: Oberfläche von Mammakarzinomzellen

Monoklonale Antikörper
- AK 115 D 8 gegen MAM-6
- AK DF 3 gegen Membran-Ag DF 3

Referenzbereiche

Gesunde, nicht-schwangere Frauen bis	25 U/ml
»Grauzone«	25–30 U/ml
Pathologischer Bereich ab	30 U/ml

Tabelle II. Metastasiertes Mammakarzinom – Tumormarkerkombinationen.

	n	%
CEA ($\geq$ 5 ng/ml)	35	52,2
CA 15-3 ($\geq$ 40 U/ml)	37	55,5
CA 125 ($\geq$ 35 U/ml)	33	49,4
CEA + CA 15-3	46	68,6
CEA + CA 125	45	67,6
CEA + CA 15-3 + CA 125	49	73,1

Modif. nach (10)

Tumormarker beim Mammakarzinom

Bei diesem Tumor haben sich im klinischen Alltag unter den genannten Voraussetzungen und Vorbehalten im wesentlichen nur das CEA und das seit 1985 (8) in die Diagnostik eingeführte CA 15–3 bewährt (Tabelle I). Zahlreiche andere Marker (z. B. CA 125, CA 50, CA 19-9) zeigen bei vergleichbarer Spezifität eine wesentlich niedrigere Sensitivität oder sie sind zwar sensitiver, in praxi jedoch wegen nur ungenügender Spezifität im Einzelfall wenig hilfreich (z. B. TPA, Akute-Phase-Proteine).

Durch den kombinierten Einsatz mehrerer Tumormarker ist zwar ein geringer Zuwachs an diagnostischer Sensitivität zu erzielen (Tabelle II), dieser Gewinn wird jedoch durch den gleichzeitigen Verlust an diagnostischer Spezifität wieder vermindert. Auch der zusätzliche Einsatz von CA 125 – von herausragender Bedeutung beim Ovarialkarzinom – wird deshalb wohl nur dann zu rechtfertigen sein, wenn weder CEA noch CA 15–3 das klinisch vermutete maligne Geschehen anzeigen. Wie aus Tabelle III hervorgeht, weist CA 15-3 – einen Grenzbereich von 30 U/ml zugrunde gelegt – bei den »frühen« Tumorstadien I/II nur in 21%, bei den Stadien III/IV in 43% und beim Vorliegen von Fernmetastasen in 63% pathologisch erhöhte Serumkonzentrationen auf (7). Somit zeigt auch dieser Marker im wesentlichen erst fortgeschrittene Stadien an (3, 4, 18, 19, 22, 23). Er ist deshalb weder zum Screening noch zur Frühdiagnose

Tabelle III. CA 15-3 – Serumkonzentrationen bei Mammakarzinom.

	> 22 n (%)	> 25 n (%)	> 30 n (%)	> 40 n (%)	Patienten insgesamt
Gesunde Kontrollpersonen	99 (9,4)	58 (5,5)	14 (1,3)	1 (0,09)	1050
Primäres Tumorstadium	9 (29)	7 (23)	6 (20)	2 (7)	31
Stadium I + II	5 (36)	4 (29)	3 (21)	1 (7)	17
Stadium III + IV	4 (57)	3 (43)	3 (43)	1 (14)	14
Metastasierung	115 (73)	109 (69)	99 (63)	82 (52)	158
Lokalrezidiv	13 (50)	12 (46)	10 (38)	6 (23)	26
»nur« Knochen	27 (79)	27 (79)	24 (71)	18 (53)	34
Leber	20 (83)	19 (79)	19 (79)	18 (75)	24

Modif. nach (7)

Tabelle IV. CEA und CA 15-3 bei 230 Patientinnen mit Mammakarzinom in der onkologischen Nachsorge.

	CA 15-3 (E/ml)		CEA (ng/ml)	
	< 30	≥ 30	< 5	≥ 5
Kein Anhalt für Rez./Metast. (n = 125)	125 (100%)	–	122 (98%)	3 (2%)
Lokalrezidiv (n = 10)	6 (60%)	4 (40%)	8 (80%)	2 (20%)
Fernmetastasen (n = 95)	27 (28%)	68 (72%)	37 (39%)	58 (61%)

des Mammakarzinoms geeignet. Diese Aussage gilt grundsätzlich auch für das CEA, das gegenüber dem CA 15–3 beim Mammakarzinom etwas niedrigere Sensitivitäten aufweist. Durch die Kombination dieser beiden Marker ist jedoch insgesamt ein nicht unerheblicher Sensitivitätsgewinn von etwa 15% zu erzielen, so daß mehr als zwei Drittel der fortgeschrittenen Mammakarzinome richtig erfaßt werden können (1, 5, 12, 15, 16, 17, 20).

Nachsorge

Das Nachsorgeergebnis einschließlich der CEA- und CA 15-3-Serumwerte bei 230 Patientinnen mit Mammakarzinom (Durchschnittsalter: 58,5 Jahre, Altersbereich 37–78 Jahre) ist in Tabelle IV dargestellt. Bemerkenswert ist dabei in Übereinstimmung mit anderen Arbeitsgruppen (3, 4, 7, 9) vor allem die Beobachtung, daß beim Vorliegen eines Lokalrezidivs CEA und CA 15-3 lediglich etwa 20% bzw. 40% pathologisch erhöhte Werte aufweisen. Beim Nachweis von Fernmetastasen jedoch zeigen das CA 15-3 in 72% und das CEA in 61% das fortgeschrittene pathologische Geschehen richtig an. Dabei erweist sich bei vergleichbarer diagnostischer Spezifität von jeweils über 90% offensichtlich CA 15-3 etwas sensitiver als CEA, was auch von anderen Arbeitskreisen bestätigt wird (3, 4, 7, 10, 16, 17, 21, 26). Ferner ist auch hier zu beobachten, daß der kombinierte Einsatz beider Marker gegenüber der isolierten CA 15-3-Bestimmung zu einer Sensitivitätssteigerung von

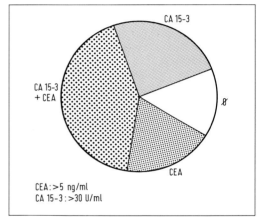

Abbildung 1. CEA und CA 15-3 bei 105 Mammakarzinompatientinnen mit Rezidiv/Metastasierung.

rund 20% führt (Abbildung 1). Trotzdem aber bleibt festzustellen, daß auch in diesen fortgeschrittenen Stadien bei rund einem Viertel aller Kranken sowohl CEA als auch CA 15-3 versagen. In diesen Fällen kann dann gelegentlich die Bestimmung des Tumormarkers CA 125 hilfreich sein.

Die sogenannten Routine-Laborwerte, wie BKS (60 min), Gamma-GT, GOT, GPT, LDH und alkalische Phosphatase (AP), sind häufig durchzuführende Bestandteile verschiedener Nachsorgepläne. Sie stimmen jedoch nur selten mit dem klinisch erhobenen Nachsorgeergebnis überein (Abbildung 2). Lediglich BKS und Gamma-GT sind bei progredientem Tumorgeschehen, jedoch auch bei Patienten ohne jeglichen Anhalt für ein Tumorrezidiv oder eine Fernmetastasierung, häufig erhöht.

Überraschend ist in diesem Zusammenhang ferner die Beobachtung, daß bei Skelettmetastasierung die alkalische Serumphosphatase (AP) beziehungsweise bei metastatischem viszeralen Befall die sogenannten Leberenzyme (GOT, GPT, LDH) nur in etwa einem Drittel der Fälle im pathologischen Bereich vorgefunden werden (Tabelle V). Alle diese Laborwerte sind somit nicht geeignet, ein erneutes Tumorwachstum frühzeitig aufdecken zu helfen. Ihr unbestreitbarer Wert liegt bekanntermaßen darin, daß sie ein gesamtinternistisches Zustandsbild und manchmal einen bereits gravierenden Organbefall widerspiegeln.

Therapiekontrolle

Die Beurteilung des Ansprechens einer Hormon- und/oder Zytostatikatherapie erfolgt entsprechend den UICC-Kriterien in der Regel nach abgeschlossenem 3. Therapiezyklus bzw. frühestens 10 bis 12 Wochen nach Therapiebeginn. In Tabelle VI sind die Ergebnisse von insgesamt 177 Therapieeffektsbewertungen bei insgesamt 110 Patientinnen mit Mammakarzinom (Durchschnittsalter 57,1 Jahre; Altersbereich 36 bis 76 Jahre) dargestellt. Danach stimmt – ein markerpositiver Tumor vorausgesetzt – ein Anstieg um mindestens 30% gegenüber dem Ausgangswert bei CEA in 68% und bei CA 15-3 in 79% mit einer auch in bildgebenden Verfahren nachweisbaren Progression (PD) bzw. erneutem Tumorwachstum (Relaps) überein. Bei drei der fünf Patienten mit diskrepantem Markerverhalten hatte sich jedoch bei anhaltend günstigem Therapieeffekt auf lange bestehende Skelettmetastasen erstmals zusätzlich eine Hautmetastasierung herausgestellt, so daß aufgrund dieser »neuen Tumormanifestation« ein Relaps zu definieren war. Ohne Zweifel aber korreliert ein Markerabfall in der Regel auch mit

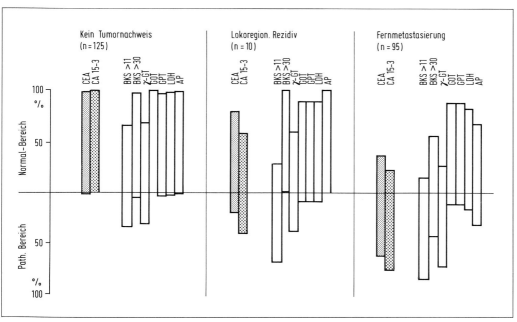

Abbildung 2. CEA und CA 15-3 sowie sog. Routine-Laborwerte bei 230 Patientinnen mit Mammakarzinom in der onkologischen Nachsorge. (Pathol. Werte: CEA: ≥ 5 ng/ml; CA 15-3: ≥ 30 E/ml; BKS (60 min): > 10 bzw. ≥ 30 mm n.W.; γ-GT: ≥ 19 E/ml; OT: ≥ 19 E/ml; PT ≥ 22 E/ml; LDH: ≥ 240 E/ml; alk. Phosph. (AP): ≥ 180 E/ml).

Tabelle V. Anteil pathologisch erhöhter sog. Routine-Laborwerte einschließlich CEA und CA 15-3 bei 105 Patientinnen mit progredientem Mammakarzinom, aufgeschlüsselt nach dem Organbefall.

			Lokal-rezidiv (n = 10)	Isolierter Skelettbefall (n = 40)	Viszerale Metastasen (± Skelett-M.) (n = 55)	Summe (n = 105)
BKS, 60 min	≥	11 30	7 –	28 (78%) (4 ∅) 15 (42%)	45 (94%) (7 ∅) 24 (50%)	80 (85%) 39 (41%)
γ-GT, U/l	≥	19	6	29 (73%)	43 (78%)	78 (74%)
GOT, U/l	≥	19	1	6 (15%)	17 (31%)	24 (23%)
GPT, U/l	≥	22	1	7 (18%)	14 (25%)	22 (21%)
LDH, U/l	≥	240	1	14 (35%)	17 (31%)	32 (31%)
AP, U/l	≥	180	–	12 (30%)	21 (38%)	33 (31%)
CEA, ng/ml	≥	5	2	24 (60%)	34 (62%)	60 (59%)
CA 15-3, U/ml	≥	30	4	30 (75%)	37 (67%)	71 (68%)

∅: nicht bestimmt

Tabelle VI. Verhalten von CEA und CA 15-3 im Rahmen von 177 Therapiebewertungen (UICC-Kriterien) bei insgesamt 110 Patientinnen unter Hormon- und/oder Zytostatikatherapie. Mehrfachzählung nach Therapieänderung (CEA path. ≥ 5 ng/ml; CA 15-3 ≥ 30 E/ml).

	CR/PR		NC		PD/Relaps	
	CEA	CA 15-3	CEA	CA 15-3	CEA	CA 15-3
(≥ 30%) ↗	–	2 (11%)	7 (29%)	6 (17%)	52 (68%)	73 (79%)
↔	7 (50%)	2 (11%)	13 (54%)	13 (37%)	20 (26%)	16 (17%)
(≥ 30%) ↘	7 (50%)	15 (78%)	4 (17%)	16 (46%)	5 (6%)	4 (4%)
Summe	14 (100%)	19 (100%)	24 (100%)	35 (100%)	77 (100%)	93 (100%)
Markernegativ	12	7	16	5	34	18
Therapiebewertungen insgesamt	26		40		111	
Patientinnen	16		25		69	

einem Ansprechen der eingeleiteten Therapien im Sinne einer partiellen oder kompletten Tumorremission (CR/PR).

In den beiden Fällen der Tabelle VI mit klinisch anhaltender (partieller) Remission und exponentiellem Tumormarkeranstieg stellte sich im weiteren Verlauf jeweils eine viszerale Metastasierung heraus, so daß es sich hierbei um das bekannte Phänomen der Tumormarker-Vorlaufszeit (lead-time) gehandelt hat. Diese Beobachtung trifft generell auch für den weiteren Krankheitsverlauf bei den Patienten zu, die unter »no change« eingestuft werden mußten und ansteigende Tumormarker aufwiesen. Auch hier eilten die Werte der klinisch zu sichernden Progression, insbesondere aber auch den subjektiven Beschwerden, oft um mehrere Monate, in Einzelfällen sogar um mehr als ein Jahr voraus.

Vergleicht man nun die Konzentrationsänderungen der beiden Marker miteinander, so ist festzustellen, daß offenbar CA 15-3 etwas häufiger und zuverlässiger als CEA den klinisch faßbaren Therapieeffekt widerspiegelt (Abbildung 3). Dagegen war das Verhalten der übrigen »unspezifischen« Laborwerte unzuverlässig und korrelierte nur verhältnismäßig selten, aus den bereits genannten Gründen, mit dem klinisch feststellbaren Therapieeffekt (Abbildung 4).

Das hohe Ausmaß der Übereinstimmung von CEA und insbesondere von CA 15-3 mit klinischem Verlauf und Befund wird auch von zahlreichen anderen Arbeitsgruppen bestätigt (2, 10, 11, 13, 17, 21, 25). Ihr klinisch praktischer Wert wird jedoch ohne Zweifel dadurch wesentlich geschmälert, daß ein nur durch ansteigende Tumormarker festgestelltes progredientes Tumorgeschehen meist nicht zu einer Therapieänderung führt (24).

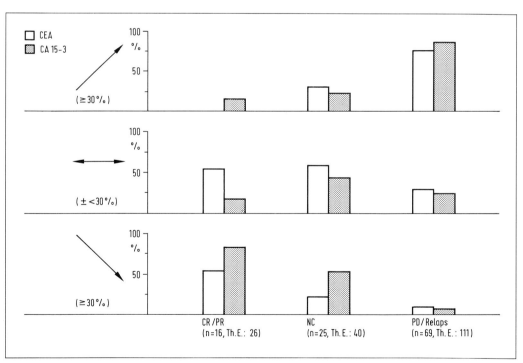

Abbildung 3. Verhalten von CEA und CA 15-3 unter Hormon-/Zytostatikatherapie bei 110 Mammakarzinompatientinnen. Bewertung des Therapieeffektes (Th.E.) nach UICC-Kriterien. Mehrfachzählung nach Therapieänderungen (CEA path.: $\geq$ 5 ng/ml; CA 15-3: $\geq$ 30 E/ml).

Trotzdem aber hilft die Beobachtung des Tumormarkerverhaltens im Einzelfall durchaus, drohende tumorbedingte Komplikationen früher zu erfassen und damit palliative Maßnahmen schneller einzuleiten, aber auch eine ineffiziente Therapie frühzeitiger abzubrechen. Letzteres ist von besonderer Bedeutung, da die Ansprechraten mit einer Verlängerung der Überlebenszeit korrelieren. Somit können die Nebenwirkungen gegenüber dem Nutzen einer Chemotherapie besser abgewogen werden.

Zusammenfassung

1. In der Primärdiagnostik des Mammakarzinoms gibt es derzeit keinen Tumormarker, der ein frühes Tumorstadium zuverlässig anzeigen könnte. Erhöhte präoperative Markerwerte zeigen deshalb generell ein bereits fortgeschrittenes Tumorgeschehen an. Weder CEA noch CA 15-3 sind deshalb zur Frühdiagnostik oder gar als Screeningtest für Mammakarzinom geeignet.
2. Durch den kombinierten Einsatz von CEA und CA 15-3 werden etwa 70% der fortgeschrittenen Mammakarzinome richtig angezeigt. Weitere Markerkombinationen sind in aller Regel nicht zu rechtfertigen, da der nur geringe Sensitivitätszuwachs lediglich auf Kosten der diagnostischen Spezifität zu erzielen ist. Nur wenn CEA und CA 15-3 versagen, kann die zusätzliche Bestimmung von CA 125 gelegentlich von Nutzen sein.

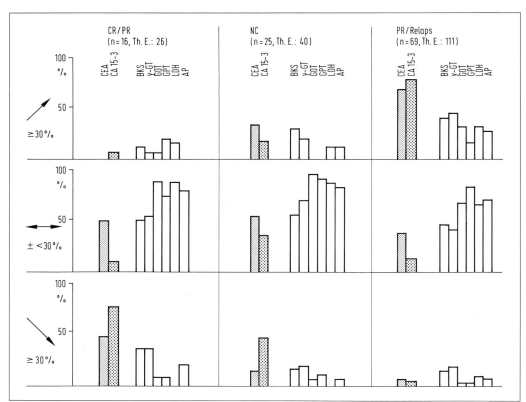

Abbildung 4. Verhalten von CEA und CA 15-3 sowie der sogenannten Routine-Laborwerte bei 110 Patientinnen mit Mammakarzinom unter Hormon- und/oder Zytostatikatherapie, bezogen auf 177 Bewertungen des Therapieeffektes (Th.E.). Mehrfachzählung nach Therapieänderung (CEA und CA 15-3: markerpositive Patientinnen).

3. In der Nachsorge des Mammakarzinoms kann ein Markeranstieg häufig mehrere Monate vor den bildgebenden Verfahren und vor allem auch klinischen Symptomen eine Fernmetastasierung ankündigen. Bei Lokalrezidiven jedoch versagen sowohl CEA als auch CA 15-3 häufig.
4. Das Markerverhalten korreliert recht zuverlässig mit dem Effekt der eingeschlagenen Hormon-/Chemotherapie. Abweichungen kommen jedoch vor.
5. Die sogenannten Routine-Laborwerte, wie BKS, AP, GOT, GPT, LDH, sind nicht geeignet, ein Rezidiv oder eine Metastasierung frühzeitig zu erkennen. Ihr Einsatz wird durch allgemein-internistische Gesichtspunkte bestimmt und ergänzt damit sinnvoll die diagnostische Aussage von Tumormarkern.
6. In der onkologischen Nachsorge sind grundsätzlich eine exakte Anamnese sowie die genaue klinische Untersuchung die wichtigsten Maßnahmen. Die Tumormarker sind darüber hinaus eine in Abhängigkeit von der klinischen Konsequenz einzusetzende wertvolle diagnostische Hilfe.

Literatur

1 Ahlemann LM, Staab HJ, Bensch P (1986) CEA als zusätzlicher Prognosefaktor zur TNM-Klassifikation beim Mammakarzinom. TumorDiag Ther 7: 211–215
2 Bastert G, Nagel GA, Rauschecker H, Sauer R, Schauer A (1985) Basisempfehlungen zur Diagnostik, Therapie und Nachsorge beim Mammakarzinom. Dt Ärztebl 82: 2258–2264
3 Breitbach GP, Behnken LJ, Wieser N, Altholz H, Bastert G (1986) Tumormarkerkonzentrationen von CEA und CA 15-3 im Serum in Abhängigkeit von der Metastasenlokalisation und der Tumormasse bei metastasierendem Mammakarzinom. In: Greten H, Klapdor R (eds) 4. Hamburger Symposium über Tumormarker, Abstracts. Georg Thieme, Stuttgart New York, p 29
4 Crombach G, Würz H, Antczak W, Reusch K, Herrmann F, Bolte A (1986) Wertigkeit des tumorassoziierten Antigens CA 15-3 beim Mammakarzinom. In: Greten H, Klapdor R (eds) Klinische Relevanz neuer monoklonaler Antikörper. Georg Thieme, Stuttgart New York, pp 184–194
5 Diergarten K, Stieber P, Fateh-Maghdam A, Eiermann W (1986) CA 15-3 und CEA beim Mammakarzinom. In: Berichte – Gynäkologie – Geburtshilfe, 122. Bd. Springer, Berlin Heidelberg New York Tokyo, p 823
6 Hartenstein R (1985) Maligne Hodentumoren, Empfehlungen zur Diagnostik, Therapie und Nachsorge. Onkologie (suppl 1) 8: 1–24
7 Hayes DF, Zurawski VR jun, Kufe DW (1986) Comparision of circulation CA 15-3 and carcinoembryonic antigen levels in patients with breast cancer. J Clin Oncol 4: 1542–1550
8 Hilkens J, Buijs F, Hilgers J, Hagemann P, Calafat J, Sonnenberg A, van der Valk M (1984) Monoclonal antibodies against human milk-fat globuls membranes detecting differentiation antigens of the mammary gland and its tumors. Int J Cancer 34: 197–206
9 Hoffmann L, Heinzerling D, Klapdor R, Bahlo M, Müller-Hagen S, Schäfer E (1986) CA 15-3 und CEA in der Kontrolle des klinischen Verlaufs beim metastasierten Mammakarzinom. In: Greten H, Klapdor R (eds) Klinische Relevanz neuer monoklonaler Antikörper. Georg Thieme, Stuttgart New York, pp 239–245
10 Hoffmann L, Heinzerling E, Schäfer E, Scheele A, Bahlo M, Klapdor R (1986) CA 15-3 und CEA-Monitoring zur Beurteilung des Verlaufs beim metastasierenden Mammakarzinom. In: Greten H, Klapdor R (eds) 4. Hamburger Symposium über Tumormarker, Abstracts. Georg Thieme, Stuttgart New York, p 58
11 Krebs BP, Pons-Anicet D, Namer M (1986) CA 15-3 in breast cancer: A more specific and sensitive marker than carcinoembryonic antigen (CEA). In: Greten H, Klapdor R (eds) 4. Hamburger Symposium über Tumormarker, Abstracts. Georg Thieme, Stuttgart New York, p 74
12 Kreienberg R, Möbius V (1986) Erste Erfahrungen mit einem neuen Tumormarker (CA 15-3) bei Mammakarzinomen. In: Greten H, Klapdor R (eds) Klinische Relevanz neuer monoklonaler Antikörper. Georg Thieme, Stuttgart New York, pp 200–207
13 Lamerz R, Dati F, Feller AC, Schnorr G (1988) Tumordiagnostik. Tumormarker bei malignen Erkrankungen. Behringwerke AG, Marburg (Lahn)/Frankfurt (Main), pp 90–91

14. Martin EW, Cooperman M, Carey LC, Minton JP (1980) Sixty second-look procedures indicated primarily by rise in serial carcinoembryonic antigen. J Surg Res 28: 389–394
15. Paulick R, Caffier H, Kaesemann H (1986) Erste Erfahrungen mit dem monoklonalen Markersystem CA 15-3 bei Mammakarzinompatientinnen. TumorDiag Ther 7:
16. Pons-Anicet DMF, Krebs BP, Mira R, Namer M (1985) Value of CA 15-3 in the follow-up of breast cancer patients. Br J Cancer 55: 567–569
17. Rodeck U, Funk R, Kreuzfelder E, Scheiermann N (1987) Tumormarker (CA 15-3, CEA)-gestützte präoperative Diagnostik und Verlaufsbeobachtungen von Mammakarzinomen. Lab Med 11: 224–226
18. Scheele M, Hoffmann L, Heinzerling D, Martin K (1986) Die Tumormarker CA 15-3, CA 125 und CEA beim metastasierten Mammakarzinom. Ber Gynäkol – Geburtsh 12: 822
19. Schlom J, Greiner J, Hand PH, Colcher D, Inghirami G, Weeks M, Pestka S, Fisher PB, Noguchi P, Kufer D (1984) Monoclonal antibodies to breast cancer-associated antigens as potential reagents in the management of breast cancer. Cancer 54: 2777–2794
20. Schmid L, Schröck R, Fischer K-H, Bryxi V, Oberdorfer M, Langhammer H (1986) CA 15-3 im Vergleich zu CEA in der onkologischen Nachsorge von Mammakarzinom-Patientinnen. In: Greten H, Klapdor R (eds) Klinische Relevanz neuer monoklonaler Antikörper. Georg Thieme, Stuttgart New York, pp 146–250
21. Schmidt-Rhode P, Sturm G, Schulz K-D, Bauer T, Frick M (1986) Erste Erfahrungen mit einem neuen Tumormarker (CA 15-3) beim Mammakarzinom. In: Greten H, Klapdor R (eds) Klinische Relevanz neuer monoklonaler Antikörper. Georg Thieme, Stuttgart New York, pp 159–173
22. Schröck R, Graeff H, Schmid L (1985) CA 15-3 RIA als Tumormarker. Vorläufige Ergebnisse zur Spezifität und Sensitivität. Isotopen Diag cis 5: 5
23. Schröck R, Graeff H, Hünichen A, Schimper T, Ulm K, Schmid L (1986) CA 15-3 in der prae- und postoperativen Diagnostik des Mammakarzinoms. In: Greten H, Klapdor R (eds) Klinische Relevanz neuer monoklonaler Antikörper. Georg Thieme, Stuttgart New York, pp 147–158
24. Senn HJ (1986) Tumormarker als Basis zur Indikationsstellung für Chemo- oder Radiotherapie. Münch Med Wschr 128: 626–629
25. Souchon R, von Ingersleben G, Fitzner R, Plaß S (1986) Die Bedeutung des CA 15-3 Tumormarkers für die Therapiekontrolle des metastasierten Mammakarzinoms. In: Greten H, Klapdor R (eds) Klinische Relevanz neuer monoklonaler Antikörper. Georg Thieme, Stuttgart New York, pp 234–238
26. van Dalen A, Bonfrer JMG, Dupree HW, Heering KJ, van der Linde D, Mooijon WJ (1986) CA 15-3 preoperatively and during the follow-up of breast carcinoma patients. In: Greten H, Klapdor R (eds) Klinische Relevanz neuer monoklonaler Antikörper. Georg Thieme, Stuttgart New York, pp 227–233

Für die Verfasser:
Priv.-Doz. Dr. L. Schmid
Schloßbergklinik
D-8974 Oberstaufen

Immunzytochemischer Nachweis von Tumorzellen im Knochenmark bei Mammakarzinompatientinnen zum Zeitpunkt der Primärtherapie
— Nachbeobachtung über 3 Jahre —

M. Untch und W. Eiermann
Frauenklinik der Universität München, Klinikum Großhadern

Das Skelettsystem ist eine Prädilektionsstelle für die Metastasierung beim Mammakarzinom. Verwendet man herkömmliche histologische Methoden (Knochenmarksstanze), läßt sich lediglich bei 3,9% der Fälle eine Fernmetastasierung zum Zeitpunkt der Primärtherapie im klinischen und radiologischen M0-Stadium finden (1).

Ziel unserer Untersuchung war es, mittels immunzytochemischer Markierung Tumorzellen in Knochenmarksausstrichen nachzuweisen, und die Metastasierungshäufigkeit im weiteren Erkrankungsverlauf zu untersuchen. Von September 1984 bis Februar 1988 wurden 80 Patientinnen zwischen 33 und 74 Jahren (Altersdurchschnitt 54 Jahre) untersucht. 75 Patientinnen waren im Stadium M0, bei fünf Patientinnen bestand der Verdacht auf Metastasierung (2× sonographisch Verdacht auf Lebermetastasierung, 1× szintigraphisch Verdacht auf Skelettfiliae, 2× histologisch verifizierte Metastasierung in der Beckenkammblindbiopsie). Die Primärtherapie bestand in einer modifiziert radikalen Mastektomie oder einer brusterhaltenden Operation mit axillärer Lymphonodektomie und Nachbestrahlung. Bei axillärem Lymphknotenbefall wurde anschließend eine adjuvante systemische Therapie durchgeführt. Die Patientinnen wurden über den Eingriff aufgeklärt, Komplikationen waren in keinem Fall zu verzeichnen. Das Knochenmark wurde in gleicher Sitzung unter Allgemeinnarkose an sechs Stellen gewonnen. Danach erfolgten mehrere Dichtegradientenzentrifugationen und Waschvorgänge. Die Interphasezellen wurden auf eine Konzentration von 2×10^7/ml eingestellt, danach auf etwa 20 bis 40 Objektträger ausgestrichen, alkoholfixiert und bei −20°C aufbewahrt. Die Ausstrichpräparate wurden in Anlehnung an die Methode von *Dearneley* (2) markiert, wobei jedoch nicht ein polyklonales Antiserum, sondern mehrere monoklonale Antikörper eingesetzt wurden: Anti-EMA (Dako, Dänemark), Anti-Zytokeratin (Becton & Dickinson) und LICR-LON M8 (Ludwig Inst. London). Zur Färbung wurde die indirekte, teilweise die Brückenantikörpermethode eingesetzt, als Markerenzym diente die Alk. Phosphatase. Alle Patientinnen wurden im Rahmen der Nachsorge regelmäßig klinisch, radiologisch (Röntgen Thorax, Skelettszintigramm) und laborchemisch (Ca, aP, GOT, GPT, Gamma-GT, CEA, CA 15-3) untersucht. Der Nachbeobachtungszeitraum betrug mindestens drei Monate. Tabelle I zeigt die pathologischen, biochemischen und klinischen Patientendaten in Beziehung zum Tumorzellnachweis im Knochenmark. Es wurden bei 25 von 75 Patientinnen im Stadium M0 Tumorzellen im Knochenmark nachgewiesen (bis zu $1/10^7$ normale Knochenmarkszellen). Die Anzahl der Punktionsstellen steigert die Detektionsrate, die Färbeintensität ist mit dem Anti-Zytokeratin-EMA Cocktail am höchsten. Tabelle II zeigt die Ergebnisse des Follow-up bei 68 Patientinnen. Auffallend ist hier die hohe Rate der Skelettmetastasen bei tumorzellpositiven Patientinnen. Ob der Tumorzellnachweis im Knochenmark ein unabhängiger prognostischer Faktor ist, verglichen mit anderen Kriterien, wie Tumorgröße, Histologie,

Tabelle I. Vergleich des Tumorzellnachweises im Knochenmark mit anderen Prognosefaktoren (n = 75).

Stadium	n	Tumorzellpositiv, n = 25	Tumorzellnegativ, n = 50
pT1+2	67	21 (31%)	46 (69%)
pT3+4	8	4	4
pN0	29	12 (41%)	17 (59%)
1–3 Lymphknoten	24	7 (29%)	17 (71%)
> 3 Lymphknoten	22	6 (27%)	16 (73%)
ER[a] und/oder PR-pos.	43	11 (25%)	32 (75%)
ER und PR-neg.	32	14 (43%)	18 (57%)
Prämenopause	33	10 (30%)	23 (70%)
Postmenopause	42	15 (35%)	27 (65%)

[a] ER/PR-pos. > 10 fmol/mg Protein

Tabelle II. Fernmetastasierung nach Tumorzellnachweis im Knochenmark zum Zeitpunkt der Primärtherapie (n = 68).

Stadium	Tumorzellpositiv	Tumorzellnegativ
T1–3 N0 M0	3/ 9	0/13
T1–4 N1–2 M0	9/16 (56%)	3/30 (10%)
Gesamt	12/25 (48%)	3/43 (7%)
Bisher verstorben	5	2

Nachbeobachtungszeitraum mindestens drei Monate, maximal 35 Monate (im Mittel 16 Monate)

Lymphknotenstatus und Rezeptorstatus, kann aus unserer Untersuchung derzeit noch nicht abgeleitet werden. Der enorme Zeitaufwand ermöglicht noch keinen routinemäßigen Einsatz. Diese Methode ist aber zumindest bei klinischem Verdacht auf Skelettmetastasierung, bei Patientinnen, bei denen sich mit anderen Methoden keine Metastasierung nachweisen läßt (Röntgen, Szintigramm, Knochenstanze), gerechtfertigt.

Literatur

1 Ridell B, Landys K (1979) Incidence and histopathology of metastases of mammary carcinoma in biopsies from the posterior iliac crest. Cancer 4: 1782–1788

2 Dearneley DP, Sloane JP, Ormerod MG et al (1981) Increased detection of mammary carcinoma cells in marrow smears using antisera to epithelial membrane antigen. Br J Cancer 44: 85–90

Für die Verfasser:
Dr. M. Untch
Frauenklinik der Universität
Klinikum Großhadern
Marchioninistraße 15
D-8000 München 70

Nachweis von Mikrometastasen im Knochenmark von Mammakarzinompatientinnen mit Hilfe monoklonaler Antikörper

G. Schlimok, I. Funke und G. Riethmüller

II. Medizinische Klinik, Zentralklinikum Augsburg, und Institut für Immunologie der Universität München

Nur bei einer Minderheit der Patientinnen mit Mammakarzinom, bei etwa 10%, sind zum Zeitpunkt der Primärtherapie Fernmetastasen nachweisbar. Trotzdem entwickeln etwa 50% der Patientinnen innerhalb von fünf Jahren Rezidive. Eine Erklärung hierfür ist die offensichtlich frühzeitige hämatogene Aussaat der Tumorzellen, so daß bei der Mehrzahl der Fälle bereits zum Zeitpunkt der Diagnosestellung eine systemische Tumorerkrankung vorliegt. Wir versuchten solche frühen Mikrometastasen bzw. disseminierten Tumorzellen in Knochenmarksaspiraten von Mammakarzinompatientinnen zum Zeitpunkt der Primäroperation nachzuweisen. Bei dieser »Suche einer Stecknadel im Heuhaufen« benutzten wir einen epithelspezifischen monoklonalen Antikörper gegen die intrazytoplasmatisch gelegene Zytokeratinkomponente Nr. 18. Die zytochemische Reaktion wurde vorwiegend mit alkalischer Phosphatase durchgeführt.

Abbildung 1 zeigt einen kleinen Tumorzellverband und eine einzelne Tumorzelle im Knochenmark.

Von den insgesamt 278 untersuchten Mammakarzinompatientinnen zeigten 62 derartige zytokeratinpositive Zellen im Knochenmark, während 75 Patienten ohne bekannten malignen Tumor durchwegs ein negatives Ergebnis erbrachten.

Um die Spezifität der monoklonalen Antikörper weiter zu evaluieren, entwickelten wir eine Doppelmarkierung unter Verwendung von Autoradiographie und Immunzytochemie. Als Tumormarker verwendeten wir den radioaktiv markierten Zytokeratin-Antikörper, als Knochenmarksmarker einen alkalische-Phosphatase-markierten monoklonalen Antikörper gegen das Leukozyten-Common-Antigen (CD 45), der einen Großteil der hämatopoetischen Zellen markiert. Keine der zytokeratinpositiven Zellen exprimierte gleichzeitig das CD-45-Antigen. Beim Vergleich der Immunzytochemie mit der Standardmethode zum Nachweis von Knochenmarksmetastasen, der Knochenmarkshistologie, zeigte sich bei Patientinnen ohne Fernmetastasen eine signifikant höhere Sensitivität der Immunzytologie (19,9% gegenüber 2,8%). Bei Patientinnen mit bereits bekannten Fernmetastasen war kein signifikanter Unterschied vorhanden (63,3% gegen 45,5%). Bemerkenswert erscheint jedoch, daß sämtliche Patientinnen mit positiver Histologie auch einen positiven immunzytochemischen Befund zeigten.

Tabelle I zeigt eine detaillierte Analyse von 189 Patientinnen, bei denen eine einseitige Knochenmarksaspiration am Sternum durchgeführt wurde. Bei Patientinnen mit Fernmetastasen konnten signifikant häufiger zytokeratinpositive Zellen im Knochenmark nachgewiesen werden als bei Patientinnen ohne Fernmetastasen. Patientinnen mit großem Primärtumor und Nachweis von axillären Lymphknotenmetastasen zeigten ebenfalls häufiger derartige Zellen im Knochenmark.

Da bei einer Tumorzellinfiltration im Knochenmark wohl ein herdförmiger Prozeß vorliegt, verspricht eine dreiseitige Aspiration (Sternum, Spina iliaca posterior superior rechts, Spina iliaca posterior superior links) eine höhere Aus-

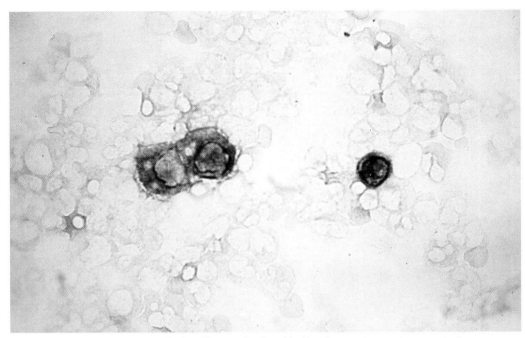

Abbildung 1. Einzeltumorzelle und kleiner Tumorzellverband im Knochenmark (monoklonaler Antikörper gegen Zytokeratin, Alkalische-Phosphatase-Markierung).

Tabelle I. Nachweis epithelialer Tumorzellen im Knochenmark.

Mammakarzinome	Positive Reaktionen MAK CK2 (%)
	Einseitige Aspiration
Stadium M0	16/151 (10,6)
Stadium M1	16/ 38 (42,1)
	$p < 0,001$
Stadium M0	
Tumorgröße ≤ 2 cm	4/ 61 (6,6)
Tumorgröße > 2 cm	12/ 88 (13,6)
	n.s.
Stadium M0	
Lymphknoten negativ	8/ 90 (8,9)
Lymphknoten positiv	8/ 59 (13,6)
	n.s.

Tabelle II. Nachweis epithelialer Tumorzellen im Knochenmark.

Mammakarzinome	Positive Reaktionen MAK CK2 (%)
	Dreiseitige Aspiration
Stadium M0	23/80 (28,8)
Stadium M1	7/ 9 (77,8)
	$p < 0,005$
Stadium M0	
Tumorgröße ≤ 2 cm	8/30 (26,7)
Tumorgröße > 2 cm	14/48 (29,2)
	n.s.
Stadium M0	
Lymphknoten negativ	11/47 (23,4)
Lymphknoten positiv	11/31 (35,5)
	n.s.

Tabelle III. Expression von EGF-Rezeptor, Transferrinrezeptor und Ki67-Antigen auf Zytokeratin No. 18 positiven Zellen im Knochenmark von Mammakarzinompatientinnen.

Mammakarzinome	EGF-Rezeptor-positiv (%)	Transferrinrezeptorpositiv (%)	Ki67-positiv (%)
Gesamt	10/37 (27,0)	17/59 (28,8)	11/28 (39,3)
Stadium M0	4/25 (16,0)	6/37 (16,2)	4/17 (23,5)
Stadium M1	6/12 (50,0)	11/22 (50,0)	7/11 (63,6)

beute. Bei 89 Patientinnen konnten wir derartige Untersuchungen durchführen. Dabei zeigten sich ebenfalls Unterschiede in Abhängigkeit vom Vorhandensein von Fern- bzw. regionären Lymphknotenmetastasen (Tabelle II).

Zytokeratinpositive Proben enthielten größtenteils Einzeltumorzellen. Derartige Zellen repräsentieren noch keine etablierten Metastasen. Sie könnten nur sog. »dormant cells«, also schlafende Zellen und so nur einen Indikator des metastatischen Potentials eines Tumors darstellen. Proliferierende Zellen könnten hingegen rasch zu manifesten Absiedlungen führen. Unter Verwendung von Doppelmarkierungen charakterisierten wir deshalb Oberflächenantigene auf zytokeratinpositiven Zellen im Knochenmark. Als proliferationsassoziierte Marker verwendeten wir die Expression von EGF-Rezeptor, Transferrinrezeptor und dem Ki67-Antigen (Tabelle III). Bei Patientinnen mit bekannten Fernmetastasen (Stadium M1) zeigten sich signifikant häufiger derartige proliferationsassoziierte Antigene auf der Oberfläche keratinpositiver Zellen als bei Patientinnen ohne Fernmetastasen (Stadium M0).

Als nächstes untersuchten wir die Proliferationskapazität dieser Zellen in vitro. Unter Standardkulturbedingungen (RPMI-1640-Medium) konnten wir bei acht von 18 untersuchten Patientinnen eine deutliche Expansion zytokeratinpositiver Zellen erreichen. Durch Injektion dieser angereicherten kultivierten Zellen in Nacktmäuse konnten wir in zwei Fällen einen manifesten subkutanen Tumor erzeugen und somit die tumorigene Potenz dieser Zellen beweisen.

Zur Analyse der wahren biologischen Bedeutung dieser Befunde sind jedoch Langzeitbeobachtungen der untersuchten Patienten nötig. Wir konnten bisher 89 einseitig punktierte Mammakarzinompatientinnen über einen mittleren Beobachtungszeitraum von 31,2 Monaten überwachen. Dabei zeigten 18 Patienten ein Rezidiv, zehn im Bereich des Skeletts, acht im Bereich von Leber, Pleura bzw. Haut. Von den zum Zeitpunkt der Primäroperation positiven Patienten entwickelten 81,8% (9/11) ein Rezidiv, von den negativen Patienten signifikant weniger, nämlich 11,5% (9/78) (Tabelle IV).

Tabelle IV. Nachweis epithelialer Tumorzellen im Knochenmark; Mammakarzinome (einseitige Aspiration) (n = 89).

	Rezidivhäufigkeit (%)
CK-positiv (MBZ 30,4 Mo)	9/11 (81,8)
CK-negativ (MBZ 31,3 Mo)	9/78 (11,5)
	p < 0,001
MBZ = mittlere Beobachtungszeit	
CK-positive Rezidive	3 x pT1–2pN0
	6 x pT2–4pN1–2

Zusammenfassend ergab sich somit eine Korrelation zwischen dem immunzytochemischen Befund und der Ausbreitung des Primärtumors bzw. der Rezidivhäufigkeit. Die tumorigene Potenz dieser Zellen konnte durch die Erzeugung von Tumoren in der Nacktmaus nachgewiesen werden. Außerdem zeigten die zytokeratinpositiven Zellen im Knochenmark eine Heterogenität bezüglich der Expression proliferationsassoziierter Antigene. Inwieweit dieser Befund klinische Bedeutung besitzt, müssen weitere Verlaufsbeobachtungen der untersuchten Patienten zeigen.

Literatur

1. Schlimok G, Göttlinger H, Funke I, Swierkot S, Häuser H, Riethmüller G (1986) In vivo and in vitro labelling of epithelial tumor cells with anti 17-1A monoclonal antibodies in bone marrow of cancer patients. Hybridoma (suppl 1) 5: 163–170
2. Schlimok G, Funke I, Holzmann B, Göttlinger H, Schmidt G, Häuser H, Swierkot S, Warnecke HH, Schneider B, Koprowski H, Riethmüller G (1987) Micrometastatic cancer cells in bone marrow: In vitro detection with anti-cytokeratin and in vivo labelling with anti 17-1A-monoclonal antibodies. Proc Natl Acad Sci USA 84: 8672–8676

Für die Verfasser:
Priv.-Doz. Dr. G. Schlimok
II. Medizinische Klinik
Krankenhaus-Zweckverband
Postfach 101920
D-8900 Augsburg

II.
Operative Maßnahmen

Brusterhaltende Operationsverfahren unter besonderer Berücksichtigung kosmetischer Gesichtspunkte

W. Stock und M. Legner
Plastische Chirurgie, Chirurgische Klinik und Poliklinik der Universität München

Die Diskussion um die chirurgische Therapie des Mammakarzinoms wird heute nach wie vor kontrovers geführt. Seit Beginn der onkologischen Mammachirurgie in der Mitte des letzten Jahrhunderts durch *James Paget* 1863, der lediglich eine Exzision des Tumors durchführte, wurden die Operationsverfahren zunehmend radikaler. Die sogenannte radikale Mastektomie ist auch heute noch mit den Namen *William Halstedt* und *Jürgen Rotter* verknüpft, die diese Methode schon Ende des 19. Jahrhunderts vorstellten und eine En-bloc-Resektion der Brust unter Mitnahme des M. pectoralis major und minor inklusive der Achsellymphknoten-Ausräumung forderten.

Der Überlegung folgend, daß neben den Lymphabflußwegen zur Axilla auch noch der Weg entlang der Mammaria-interna-Kette befallen sein kann, erweiterten italienische und amerikanische Chirurgen (*Margottini* und *Bucallosi* 1949; *Wangensteen* und *Lewis* 1960) den Eingriff zur sogenannten ultraradikalen Mastektomie.

Erst zu Beginn der 70er Jahre wurde die Chirurgie des Mammakarzinoms zurückhaltender, da die radikalen Methoden nicht die erhofften besseren Heilungsergebnisse brachten. Gleichzeitig verbesserten sich die diagnostischen Möglichkeiten, welche Tumoren von weniger als einem Zentimeter Durchmesser erkennen lassen können.

Tumoren in diesem Frühstadium erfordern von vornherein eine andere Therapie als die fünf bis acht Zentimeter messenden Tumoren, wie *Halstedt* sie für seine Methode angab. Nicht zuletzt gab ein zunehmender Druck von seiten der Patientinnen den Anstoß, weniger verstümmelnde Operationsverfahren zu entwickeln, die sowohl onkologischen als auch kosmetischen Maßstäben gerecht wurden. Beispielhaft sei hier die Studie von *Veronesi* et al. aus dem Jahre 1981 angeführt, in der bei 701 Patientinnen mit einer Tumorgröße kleiner als zwei Zentimeter (T1 N0) entweder die Methode nach *Halstedt* oder eine Quadrantenresektion mit Axillaausräumung durchgeführt wurde. In der Gruppe der brusterhaltenden Operationen war eine Nachbestrahlung obligat. Über eine siebenjährige Nachbeobachtungszeit zeigten sich keine signifikanten Unterschiede zwischen den beiden Gruppen hinsichtlich Rezidivfreiheit und Gesamtüberlebensrate.

Bei der Quadrantenresektion, die von *Veronesi* selbst 1973 konzipiert und entwickelt wurde, wird der Tumor mit der darüberliegenden Haut, einem Viertel des gesamten Drüsenkörpers und der Faszie des M. pectoralis major reseziert. Der Begriff des Quadranten folgt dabei nicht der klassischen Einteilung, wie sie zur Lokalisationsdiagnostik der Tumoren zugrunde liegt, sondern schließt das den Tumor umgebende Viertel ein (Abbildung 1).

Zum praktischen operativen Vorgehen soll mit einer Probeexzision über einen radiären Schnitt begonnen werden. Bestätigt der Schnellschnitt die Diagnose und ist der Tumor kleiner als zwei Zentimeter im Durchmesser, wird über eine eliptische Hautinzision mindestens ein Viertel des Brustdrüsengewebes in der Umgebung des Tumorsitzes unter Mitnahme der Pektoralisfaszie reseziert. Liegt der Tumor im rechten oberen Anteil der Brust, können über eine

Schnitterweiterung die axillären Lymphknoten mit ausgeräumt werden. Bei anderer Tumorlokalisation wird die Axilla über einen zusätzlichen Schnitt disseziert. Die anschließende Rekonstruktion der Brust muß sorgfältig und schichtweise erfolgen und wird zwangsläufig immer in einer mehr oder weniger großen Einziehung und Ungleichheit der Brust enden. Besonderes Augenmerk ist dabei der Mamillenkorrektur zu schenken, die bei diesem Eingriff meist in Richtung des Entnahmedefektes zeigt.

Bei der Tylektomie oder Lumpektomie wird ähnlich der Quadrantenresektion auch der Tumor exzidiert, allerdings mit einer umgebenden Gewebemanschette von nur ein bis zwei Zentimetern.

Ob dabei über einen radiären Schnitt mit eliptischer Hautexzision (6), einen perimamillären oder inframammären Schnitt ohne Hautexzision zugegangen werden soll (2), ist von Autor zu Autor verschieden. Die kosmetisch günstigere Schnittführung ist sicherlich der perimammilläre Schnitt. Die Möglichkeit, weiter peripher gelegene Tumoren damit zu erreichen, ist aber deutlich eingeschränkt. Wie die Quadrantenresektion ist die Tylektomie noch strikter für Tumoren kleiner als zwei Zentimeter Durchmesser zu fordern und sollte ebenfalls grundsätzlich mit einer Lymphadenektomie und Nachbestrahlung der Brust verbunden sein.

Die dritte Möglichkeit der brusterhaltenden Operationsverfahren ist die subkutane Mastektomie (Abbildung 2). Sie wurde in vielfachen Variationen seit *Bartlett* 1917 immer wieder beschrieben (3, 4). Aus onkologischen Überlegungen sollte sie nur bei Präkanzerosen wie der proliferierenden Mastopathie oder einem Carcinoma in situ empfohlen werden. Die kosmetischen Spätergebnisse all dieser Operationsverfahren sind jedoch eher unbefriedigend. Da ja möglichst der gesamte Drüsenkör-

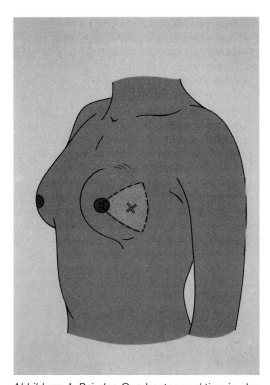

Abbildung 1. Bei der Quadrantenresektion in der Methode nach *Veronesi* wird ein Viertel des Brustdrüsenkörpers unter Mitnahme einer eliptischen Hautinsel und der Pektoralisfaszie reseziert. Die Bezeichnung Quadrant bezieht sich dabei auf das den Tumor umgebende Viertel. Die Methode ist nur indiziert bei Tumoren kleiner 2 cm (T1N0).

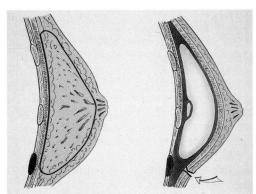

Abbildung 2. Bei der subkutanen Mastektomie wird der gesamte Drüsenkörper reseziert, und meist mit einer Silikongelprothese, die unter den M. pectoralis major implantiert wird, die Rekonstruktion durchgeführt.

per entfernt werden soll, erfolgte anfänglich die Gewebesubstitution meist mit Silikongelimplantaten, die in die subkutane Tasche eingelegt wurden. Relativ oft kam es anschließend zu häßlichen Verziehungen und Perforationen des Hautmantels. Dies führte dazu, die Prothese unter den M. pectoralis major zu implantieren. Damit konnte die Gefahr der Perforation verringert werden. Die Ausbildung einer Kapselkontraktur mit ihren oft sichtbaren Verziehungen läßt sich dadurch nicht aufhalten und muß mit ihren kosmetisch schlechten Spätergebnissen (über 50%) immer noch als großer Nachteil dieser Methode mit bewertet werden.

Alle die aufgeführten brusterhaltenden Operationsverfahren weisen heute für das Tumorstadium T1 (entspricht Tumorgröße kleiner zwei Zentimeter) neue Wege, große Teile der Brust erhalten zu können, ohne dabei aus onkologischer Sicht die Patientinnen inadäquat zu therapieren. Besonders der Erhalt der Mamille, die als zentraler Fixpunkt der Brust ein prägendes Charakteristikum der weiblichen Sexualität symbolisiert, kann das weibliche Selbstwertgefühl einer Frau unterstützen, zumal die Diagnosestellung eines Mammakarzinoms häufig in die Zeit des beginnenden Klimakteriums fällt, wo ein Verlust der kompletten Brust ein noch tiefer einschneidendes Ereignis für die psychosexuelle Entwicklung bedeuten kann.

Nach wie vor gilt es aber, immer genau abzuwägen, ob das mehr aus kosmetischen Gründen gewählte Operationsverfahren auch strengen onkologischen Kriterien standhalten kann. Die zunehmende Verbesserung bei der Rekonstruktion einer Brust, z. B. durch Eigengewebetransfer nach modifizierter radikaler Mastektomie, wie sie von *Bohmert* beschrieben wird, erlaubt heute auch bei den radikalen Operationsweisen, kosmetisch sehr akzeptable, auf lange Sicht vielleicht sogar bessere Resultate zu erzielen. Die Wahl des operativen Vorgehens sollte neben den aufgeführten Überlegungen jedoch immer erst nach ausgiebigem Gespräch mit der Patientin über sämtliche Möglichkeiten und im gemeinsamen Konsens erfolgen.

Literatur

1. Angensteen OH, Lewis FJ (1960) Radicalmastectomy with dissection of supraclavicular mediastinal and internal mammary lymphnodes. In: Pack ET, Ariel IVM (eds) Treatment of Cancer, 2nd ed. Hoeber, New York, pp 122
2. Beller F (1985) Atlas der Mammachirurgie; Mit Betr von H. Bohmert. Schattauer, Stuttgart New York, pp 231
3. Bohmert H (1982) Subkutane Mastektomie: Operationstechnik und Ergebnisse. In: Bohmert H (ed) Brustkrebs und Brustrekonstruktion. Thieme, Stuttgart New York
4. Freeman BS (1962) Subcutaneous mastectomy for benign breast lesions with immediate or delayed prosthetic replacement. Plast Reconstr Surg 30: 676
5. Margottini M, Bucallosi P (1949) Metastasi lifoghian-dolari mammari. Oncologia 28–70
6. Rosato FE (1987) In: Strömbeck JO, Rosato FE (eds) Mammachirurgie: Diagnostik und Behandlung von Erkrankungen der Mamma. Klein (F) übers. aus d. Engl. d. Kap. I, e–6, 9–22, 26–30). Thieme, Stuttgart New York, pp 144
7. Veronesi U, Saccozi R, del Vecchio M et al (1981) Company radical mastectomy with quadrantectomy, axillary resection and radiotherapy in patients with small cancers of the breast. New Engl J Med 2: 6

Für die Verfasser:
Dr. W. Stock
Plastische Chirurgie
Chirurgische Klinik und Poliklinik der Universität
Nußbaumstraße 20
D-8000 München 2

Palliative Chirurgie bei Skelettmetastasen in der Wirbelsäule und anderen Lokalisationen

M. Richter-Turtur
Chirurgische Klinik Innenstadt, München

Das Mammakarzinom ist der häufigste Primärtumor bei der Entwicklung von Knochenmetastasen, noch vor dem Bronchial-, Nieren- und Prostatakarzinom. Diese Tatsache ist seit langem bekannt. Die aktuellen epidemiologischen Zahlen für das Tumorzentrum München stellt Herr *Hölzel* in diesem Heft vor.

Das Auftreten von ossären Metastasen bedeutet eine systemische Progression der Erkrankung, nur in äußerst seltenen Fällen handelt es sich um tatsächlich solitäre Metastasen. Die Therapie verfolgt deswegen in erster Linie den medikamentösen Ansatz, als Lokalmaßnahme kommt zunächst die Bestrahlung in Betracht.

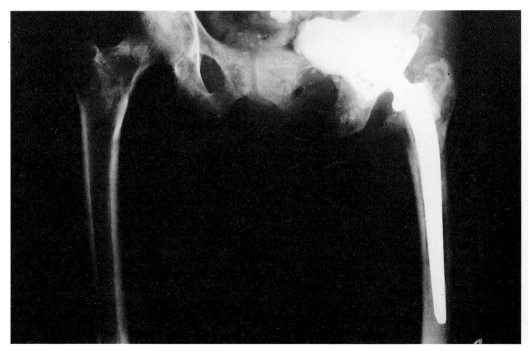

Abbildung 1. 74jährige Mammakarzinompatientin mit multiplen Skelettmetastasen. Zustand nach pathologischer Femurhalsfraktur und Pfannenosteolyse. Versorgung mit zementarmierter Hüftgelenkstotalendoprothese.

Die *operative Indikation* ist bei Skelettmetastasen des Mammakarzinoms beschränkt auf folgende drei Bereiche:

1. Histologische Diagnosesicherung bei zweifelhaften Läsionen.
2. Präventive Stabilisierung bei Frakturgefährdung (als Faustregel für eine Frakturgefährdung kann eine Resorption von mehr als 50% der Kortikalis gelten).
3. Die pathologische Fraktur.

Die Methodik der palliativen Knochenchirurgie konnte im Laufe der letzten Jahrzehnte in Anlehnung an die Traumatologie wesentlich verbessert werden. Nach Exstirpation der Metastase wird der Defekt durch Knochenzement aufgefüllt und mit einem der modernen Osteosyntheseimplantate zur sogenannten Verbundosteosynthese kombiniert. Bei Osteolysen und pathologischen Frakturen in Gelenknähe kommen heutzutage vielfältige alloplastische Gelenkersatzmodelle in Frage.

Abbildung 1 zeigt das Beispiel einer 74jährigen Mammakarzinompatientin, deren pathologische Femurhalsfraktur und Pfannenosteolyse mit Hilfe einer zementarmierten Hüftgelenkstotalendoprothese überbrückt werden konnte.

Für pathologische Frakturen im Bereich der langen Röhrenknochen der unteren Extremitäten haben sich inzwischen auch Verbundosteosyn-

Tabelle I. Operative Indikation bei Wirbelsäulenmetastasen.

Neurologische Ausfälle
Intraspinales Tumorwachstum
Pathologische Fraktur

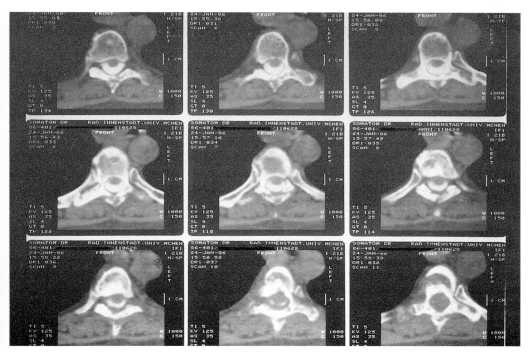

Abbildung 2. 58jährige Mammakarzinompatientin CT-Myelographie mit komplettem Kontrastmittelstop in Höhe von BWK 3 wegen einer das Rückenmark von dorsal pelottierenden, im Durchmesser etwa 1 cm messenden Metastase.

thesen in der Verriegelungsnagelungstechnik bewährt.

Neben diesen bekannten Behandlungsmöglichkeiten bei Extremitätenlokalisationen der Metastasen soll hier ganz besonders auf die operativen Behandlungsmöglichkeiten und Methoden bei Wirbelsäulenmetastasen hingewiesen werden. Nur etwa 40% der Skelettmetastasen beim Mammakarzinom betreffen periphere Lokalisationen, während 60% in der Wirbelsäule lokalisiert sind. Auch hier hat zunächst die systemische Therapie bzw. die Bestrahlung den Vorrang im Behandlungskonzept. Die *operative Indikation* gilt jedoch für die in Tabelle I genannten Bedingungen, nämlich der beginnenden neurologischen Symptomatik, insbesondere eines transversalen Defizites, bei nachgewiesenem intraspinalem Tumorwachstum und bei pathologischen Frakturen, die zu einer Einengung des Spinalkanales bzw. zu therapieresistenten Schmerzen geführt haben. Im Falle der frakturbedingten, ossären Stenosierung kann die Radiatio nicht wirksam sein, aber auch im Falle einer Tumorstenose des Spinalkanales ist die Wirkungslatenz der Strahlentherapie mit 2 bis 3 Wochen zu lang, um ein Fortschreiten oder gar eine Komplettierung des Querschnittes zu verhindern. Die neurologisch-symptomatische Wirbelmetastase stellt daher eine onkologisch-operative Notfallsituation dar, die einer sofortigen Diagnostik und Therapie bedarf.

Klinisch hat sich uns dabei folgendes Vorgehen bewährt:

Nach eingehender neurologischer Untersuchung, bei der das Querschnittsniveau lokalisiert wird, müssen zunächst Nativaufnahmen der gesamten Wirbelsäule angefertigt werden, wobei auf Wirbelkörperdestruktionen, Verlust von Bogenwurzeln und Verlust der Bögen geachtet werden muß. Zum sicheren Ausschluß zusätzlicher intraspinaler Raumforderungen und zur Eingrenzung der betroffenen Etagen fertigen wir danach eine Myelographie an, an die sich eine Computertomographie im betroffenen Bereich direkt anschließt. Das mit intraduralem Kontrastmittel durchgeführte Computertomogramm bietet dabei eine besonders gute Differenzierungsmöglichkeit zur Beurteilung von Lage und Ausdehnung der intraspinalen Tumormasse und damit zur Entscheidung über die Art des operativen Zuganges von ventral, dorsal oder dorsolateral (Abbildung 2).

Der *operative Eingriff* verfolgt zwei Ziele, nämlich die *Entlastung* des Rückenmarkes und die *Stabilisierung* der Wirbelsäule, bei unbekannten Primärtumoren auch die histologische Tumoridentifikation.

Nur in seltenen Fällen halten wir die alleinige *Laminektomie* ohne Stabilisierung für ausreichend, und zwar nur bei dorsaler und kurzstreckiger intraspinaler Tumorkonfiguration im Bereich der oberen BWS (Abbildung 3). Bei in-

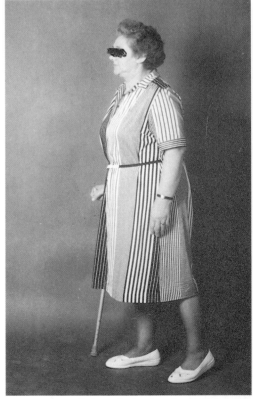

Abbildung 3. Gleiche Patientin wie Abbildung 2. Zustand neun Monate nach monosegmentaler Laminektomie und Tumorexstirpation ohne zusätzliche Stabilisierung. Zustand nach Radiatio.

takten Wirbelkörpern und monosegmentaler Laminektomie muß wegen der geringen Belastung der oberen BWS und der guten zusätzlichen Abstützung durch den Thorax kein Postlaminektomiesyndrom mit fortschreitender Kyphosierung befürchtet werden.

Im Normalfall muß gleichzeitig mit der Entlastung stabilisiert werden. Die Technik der Stabilisierung richtet sich dabei, ähnlich wie in der Traumatologie, nach den noch vorhandenen intakten Knochenstrukturen, bzw. nach dem operativen Zugangsweg. Zwei Fallbeispiele sollen dies illustrieren:

Eine 46jährige Mammakarzinompatientin entwickelte nach einer zunächst umschriebenen, unbehandelten Osteolyse des Dornfortsatzes von HWK 2 eine ausgedehnte Metastasierung der gesamten dorsalen HWS mit beginnender radikulärer und transversaler Halsmarksymptomatik, die eine sofortige Entlastung erforderte (Abbildung 4). Angesichts der Ausdehnung des Prozesses stabilisierten wir bei dieser Patientin zunächst von ventral mit *Spanspondylodese* und überlanger H-Platte. In gleicher Sitzung wurde danach von dorsal langstreckig laminektomiert, um den gesamten Tumor von dorsal zu entfernen. Ohne erneute neurologische Symptomatik überlebte diese Patientin den Eingriff zwei Jahre (Abbildung 5).

Im Bereich der BWS haben sich die transpedunkulär fixierten Platten nach *Louis* bewährt (2). Ihre ausgezeichnete Stabilität wurde auch experimentell durch die Untersuchungen von *Wörsdorfer* bestätigt (3).

Das zweite Beispiel zeigt eine 61jährige Patientin mit Mammakarzinom, deren metastasenbedingte pathologische Fraktur zur Obstruktion des Spinalkanales mit Paraparese geführt

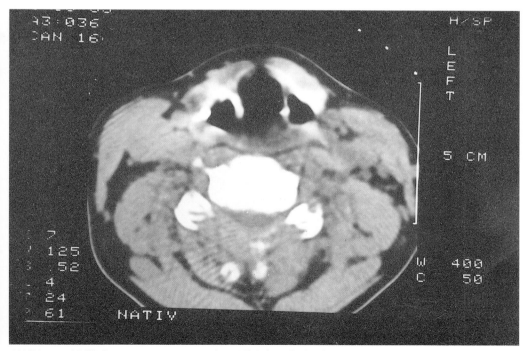

Abbildung 4. HWS-Computertomogramm einer 46jährigen Patientin mit ausgedehnter dorsaler Mammakarzinommetastasierung im Bereich der Wirbelbögen und des Spinalkanales.

hatte. Sie wurde nach Laminektomie mit dorsalen Platten stabilisiert und konnte sofort mobilisiert werden (Abbildung 6).

Bei den weiter kaudal gelegenen Lokalisationen am thorakolumbalen Übergang und im Bereich der LWS hat sich die stabilere Montage eines Fixateur interne (1) für die Stabilisierung besonders bewährt.

Im Laufe der letzten zwei Jahre konnten wir in 26 Fällen von Tumormetastasen der Wirbelsäule, bei denen es sich in acht Fällen um Mammakarzinompatienten handelte, eine operative Entlastung mit anschließender Stabilisierung vornehmen. In 21 Fällen bestand ein neurologisches Defizit, das sich nach dem Eingriff bei 16 Patienten um mindestens 1 bis 2 Stufen der Frankelskala besserte. D. h. 76% der neurologisch defizitären Patienten mit Wirbelsäulenmetastasen erfuhren durch die Entlastung eine Rückbildung der Querschnittssymptomatik. Die Prognose der Neurologie ist dabei abhängig von der präoperativen Dauer und dem Ausmaß des neurologischen Defizites. Diagnostik und Operation müssen daher mit notfallmäßiger Dringlichkeit durchgeführt werden.

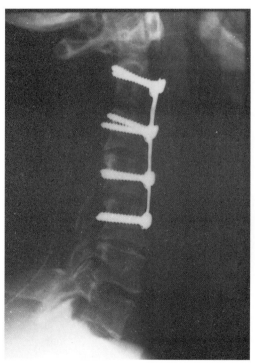

Abbildung 5. Gleiche Patientin wie Abbildung 4. Zustand nach ventraler Platten- und Spanspondylodese sowie langstreckiger dorsaler Laminektomie.

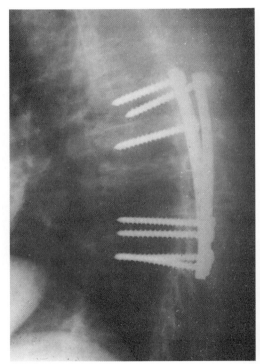

Abbildung 6. 58jährige Patientin mit pathologischer Kompressionsfraktur von BWK 8 bei Wirbelmetastase. Zustand nach 3-Segment-Laminektomie und dorsaler Plattenspondylodese.

Literatur

1 Dick W (1987) Innere Fixation von Brust- und Lendenwirbelfrakturen. In: Akt Probl Chirurgie und Orthopädie 28, Bern
2 Louis R (1986) Fixation of the lumbal and sacral spine by internecal fixation with screw plates. Clin Orthopaed 203:
3 Wörsdorfer O (1981) Operative Stabilisierung der thorakolumbalen und lumbalen Wirbelsäule. Habilitationsschrift aus der Klinisch-medizinischen Fakultät Ulm

Anschrift des Verfassers:
Dr. M. Richter-Turtur
Chirurgische Klinik
Innenstadt
Nußbaumstraße 20
D-8000 München 2

III.
Strahlentherapie

Kosmetische Resultate nach primärer Radiatio des kleinen Mammakarzinoms in Abhängigkeit von der Bestrahlungstechnik

H. Lindner und R. Rohloff[a]

Institut für Strahlentherapie, Klinikum Ingolstadt, und
[a] Radiologische Klinik, Klinikum Großhadern, München

Zahlreiche Studien, darunter auch vier randomisierte, prospektive Studien, haben im letzten Jahrzehnt nachgewiesen, daß brusterhaltendes Vorgehen, bestehend aus Tumorektomie oder Quadrantenresektion mit axillärer Dissektion und Radiotherapie, bei Mammakarzinomen des Stadiums T1-2 N0-1 M0 zu den gleichen 5- und 10-Jahres-Überlebensraten führt wie die eingeschränkte radikale Mastektomie oder die Rotter-Halstedsche Operation. Die brusterhaltende Therapie des Mammakarzinoms basiert auf Organbewußtsein und gewünschtem Körperbild der Patientinnen. Eine solche Therapieform wäre sinnlos, würde ihr kosmetisches Ergebnis nicht den genannten Zielvorstellungen genügen.

Zur Objektivierung desselben dienen folgende Kriterien, die teilweise miteinander verknüpft sind:

1. Hautveränderungen
2. Ödem
3. Fibrosierung
4. Asymmetrie
5. Schrumpfung

An Versuchen, quantifizierbare Kosmetikdaten zu liefern, hat es nicht gefehlt (1, 3, 6). Trotzdem bleiben die Urteile bis zu einem gewissen Grad immer subjektiv, wobei bekannt ist, daß die Patientinnen ihr kosmetisches Resultat häufig günstiger beurteilen als die behandelnden Ärzte.

Verschiedene Faktoren beeinflussen das kosmetische Resultat der brusterhaltenden Therapie:

1. Patientenbezogene Faktoren
   Größe der Mamma
   Fettgehalt der Mamma
   Verhältnis Tumorgröße / Mammagröße
2. Operative Faktoren
   Ausmaß des operativen Eingriffs
   Komplikationen
3. Radiotherapeutische Faktoren
   Dosishöhe und -fraktionierung
   Zielvolumina
   Bestrahlungstechniken
4. Chemotherapeutische Faktoren

Neben den vorgegebenen Patientinneneigenschaften, die sich natürlich auf die Indikationsstellung auswirken müssen, ist es vor allem das Ausmaß des operativen Eingriffs, das das kosmetische Ergebnis prägt. Wenn eine ausgedehnte Quadrantenresektion bei einer relativ kleinen Mamma vorgenommen wird, kann das Resultat im Hinblick auf die Kosmetik nur als ungünstig bezeichnet werden (Abbildung 1). Natürlich beeinflußt auch die Strahlentherapie, die ja integraler Bestandteil der brusterhaltenden Therapie ist, das kosmetische Endergebnis. Neben der Dosishöhe und der zeitlichen Verabreichung der Dosis (Fraktionierung) wirken sich vor allem folgende Faktoren entscheidend aus:

1. Wahl der geeigneten Strahlenqualität
2. Modalität des Boosts
3. Anschluß Mammazielvolumen – Mammaria-interna-Zielvolumen
4. Anschluß Mammazielvolumen – Supraklavikular-Zielvolumen

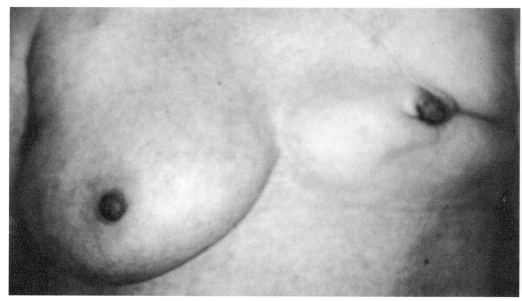

Abbildung 1. Zustand nach Quadrantenresektion bei einem Mammakarzinom (pT-1 pN-0 M-0).

1. Wahl der geeigneten Strahlenqualität

Die gesamte Mamma wird radiotherapeutisch über tangentiale Felder, auch Zangenfelder genannt, erfaßt, um die Lunge optimal zu schonen. Die Energie der verwendeten Strahlen richtet sich dabei unter anderem nach der Mammagröße. Ziel ist eine möglichst homogene Dosisverteilung innerhalb der Mamma. Die Dosisschwankungen sollen möglichst 10% nicht übersteigen. Hot spots können unter Umständen Fettgewebsnekrosen verursachen und damit die Kosmetik trüben. 6- bis 15-MV-Photonen der Beschleuniger liefern auch bei voluminösen Mammae eine gute Dosishomogenität.

Bei nicht so voluminösen Mammae kann es, wenn nur Photonenenergien von mehr als 10 MV zur Verfügung stehen, zu einer zu ausgeprägten Hautschonung kommen, die das Risiko des Entstehens von intrakutanen Rezidiven in sich birgt. Die Anwendung von Tangentialfeldern mit Kobalt 60 dagegen führt bei großen Mammae zu subkutanen Dosisspitzen an den Feldeintritten. Der Einsatz von Keilfiltern ist natürlich unabdingbar. Insgesamt hat sich bei der Mehrzahl der Mammae eine simultane Mischung aus Kobalt und Linearbeschleuniger-Photonen (gleichzeitige Bestrahlung der Tangentialfelder mit beiden Geräten an jedem Tag) als am effektivsten und kosmetisch günstigsten erwiesen (Abbildung 2).

Diese Abbildung zeigt gleichzeitig, daß eine Computerplanung auf CT-Basis unerläßlich ist. Nur so lassen sich exakt die räumliche Verteilung der Isodosen bestimmen und die vorgegebenen Inhomogenitäten, zum Beispiel von Lungen- und Knochengewebe, berücksichtigen. Da die Berechnung der Isodosen bei Einsatz von Tangentialfeldern allen Planungsrechnern Probleme bereitet, haben wir Rechnerpläne am Alderson-Phantom mit den Ergebnissen von zahlreichen TLD-Messungen an allen relevanten Phantompunkten verglichen. Zumindest für unser Bestrahlungsplanungssystem (Synerplan der Firma Picker) können wir eine nahezu vollständige Übereinstimmung zwischen den berechneten und gemessenen Dosen bestätigen.

2. Modalität der Boostbestrahlung

Da gut 85% aller intramammären Rezidive nach brusterhaltender Therapie des Mammakarzinoms am Ort des Primärtumors auftreten, empfiehlt es sich, in Übereinstimmung mit den meisten Studien, dort die Dosis aufzusättigen. Diesen Boost können wir entweder perkutan mit Elektronen oder interstitiell z. B. mit Iridium-192-Drähten oder -Nadeln vornehmen. An Vorteilen der Elektronenbestrahlung sind zu nennen: einfache Applizierbarkeit, fehlende Notwendigkeit einer Narkose, Möglichkeit des Einsatzes bei fast allen Primärtumorlokalisationen. Durch die Elektronenboostbestrahlung kann es jedoch zu verstärkten Hautreaktionen und evtl. späterer Pigmentierung und bei tiefliegenden Tumorlagern zu umschriebenen Fibrosierungen kommen. Trotzdem lassen auch nach Jahren die weitaus meisten Patientinnen hervorragende kosmetische Befunde erkennen.

Mit der interstitiellen Radiotherapie besitzen wir die Möglichkeit, am Tumorbett eine noch deutlich höhere lokale Dosis mit scharfem Randabfall zur Nachbarschaft zu applizieren. Dies ist auch bei tiefliegenden Tumoren möglich, wo der Einsatz von Elektronen wegen der entweder nicht zur Verfügung stehenden hohen Energie nicht möglich ist oder wegen des bei hohen Energien beträchtlichen Photonenschwanzes nicht so ratsam erscheint. Wenn die Applikation der Nadeln oder Drähte nicht bereits während der Operation erfolgt – es spricht einiges dafür, den Boost nach Radiatio der ganzen Mamma vorzunehmen –, ist allerdings eine Narkose erforderlich. Während das interstitielle Verfahren zunächst recht aggressiv erscheint, da meist 3 bis 8 Nadeln eingestochen

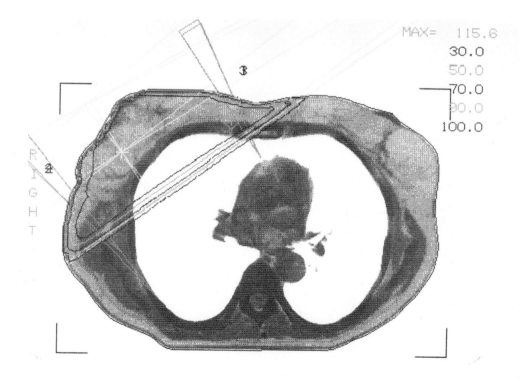

Abbildung 2. Isodosenplan bei Tangentialbestrahlung der rechten Mamma mit 12-MV-Photonen und Kobalt 60 (Gewichtung 3:1).

werden müssen, schont es bei guter Planung (eine Isodosenverteilung ist in Abbildung 3 dargestellt) infolge des scharfen Randabfalls doch recht gut die Haut. Schon nach kurzer Zeit sind die Nadeleinstichstellen nicht mehr zu erkennen. Abbildung 4 zeigt das hervorragende kosmetische Resultat bei einer jungen Patientin 2 1/4 Jahre nach Spickung.

Die Indikation zu den zwei Boostformen muß sich also an der Tiefenlage des Tumorbetts, seiner Lokalisation, wie z. B. die Nähe zur Mamille, am Volumen des übriggebliebenen Mammagewebes und anderen Faktoren orientieren, damit bei ausreichender Dosishöhe am Tumorbett, und damit minimalem Risiko eines lokalen Rezidivs, die günstigsten kosmetischen Ergebnisse erzielt werden können.

3. Anschluß Mammazielvolumen – Mammaria-interna-Zielvolumen

Die meisten Radiotherapeuten bestrahlen bei medialem oder zentralem Tumorsitz auch die Mammaria-interna-Lymphknoten. Die gleichlautenden Empfehlungen der Deutschen Gesellschaft für Senologie basieren auf der histologisch gewonnenen Erkenntnis, daß bei positivem axillären Lymphknotenbefund die parasternalen Lymphknoten in bis zu 30 bis 40% befallen sind (2, 4).

Der Ansatz des medialen Teils des Mammazielvolumens und des Mammaria-interna-Zielvolumens bereitet Probleme und kann kosmetisch bedeutsame Konsequenzen nach sich ziehen. Die am häufigsten verwendete Technik des

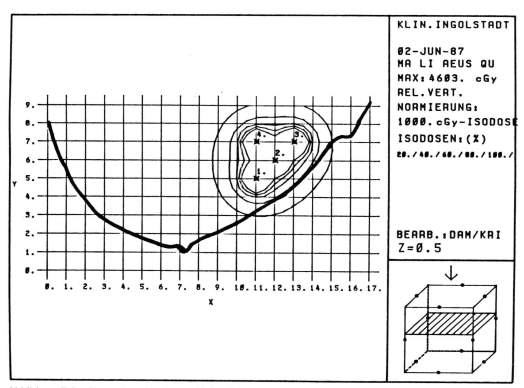

Abbildung 3. Isodosenplan einer interstitiellen Mammaspickung mit vier Nadeln (Iridium 192); Transversalebene.

separaten Sternalstehfeldes mit Kobalt 60 oder Elektronen entsprechender Energie führt bei Überschneidung dieses Feldes mit dem medialen Zangenfeld zu hot spots, die als Frühreaktion streifenförmige Erytheme, als Spätfolgen z. B. Teleangiektasien, die gerade am Dekolleté kosmetisch stören, oder streifenförmige Fibrosen (Abbildung 5) hinterlassen können. Günstiger ist in dieser Hinsicht die Kippung des Sternalfeldes um den gleichen Winkel wie das mediale Tangentialfeld; dadurch wird die kontralaterale Mamma allerdings etwas mehr belastet.

Homogen können wir beide Zielvolumina mit einer großvolumigen Zangenbestrahlung erfassen; die Konsequenz sind bei den meisten Thoraxformen relativ hohe Lungenbelastung und Bestrahlung des medialen Anteils der gegenseitigen Mamma mit hohen Dosen. Um dies zu vermeiden, können wir eine große Zange sequentiell mit einer kleinen kombinieren, wobei das Mammaria-interna-Lymphknotengebiet dann noch über Sternalfelder, teils mit Kobalt 60, teils mit Elektronen angepaßter Energie aufgesättigt werden muß. Daraus resultiert eine befriedigende Dosisverteilung (Abbildung 6).

Bei kleineren Mammae hat sich uns auch folgende Technik als brauchbar erwiesen: Die Zange wird mit Kobalt 60 erfaßt. Der unschärfere Randabfall läßt die Isodosen zum kombinierten Mammaria-interna-Feld (Kobalt 60 und Elektronen) etwas verschmieren und verbürgt auch bei nicht ganz exakter Einstellung größere Dosishomogenität. Die zur Schonung des Lungengewebes in dreidimensionaler Hinsicht erforderliche Kollimatordrehung der Tangentialfelder braucht nur lateral zu erfolgen. So bleibt

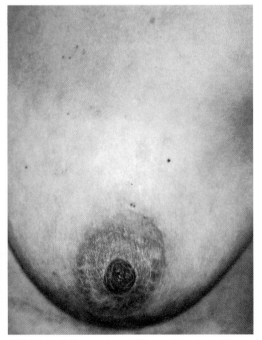

Abbildung 4. Zustand nach Tumorektomie und kombinierter Radiatio (Kobalt 60 und 2 Afterloadingspickungen mit Iridium 192) vor 2 1/4 Jahren. Kaum erkennbare Einstichstellen.

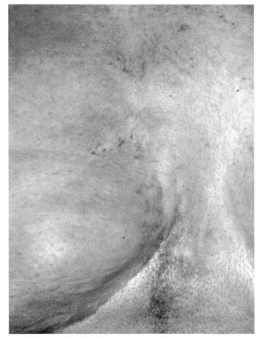

Abbildung 5. Streifenförmige Fibrosierung an der Ansatzstelle Mammaria-interna-Feld / mediales Tangentialfeld zwei Jahre nach Radiatio.

der Ansatz Sternalfeld/mediales Zangenfeld exakt körperachsengerecht. Auch bei dieser Technik konnten wir eine hervorragende Übereinstimmung zwischen der computerberechneten Isodosenverteilung und den Ergebnissen der Phantom-Thermolumineszenz-Dosimetrie nachweisen.

4. Anschluß Mammazielvolumen – supraklavikuläres Zielvolumen

Das kosmetische Ergebnis wird auch dadurch beeinflußt, ob bei Bestrahlung der supraklavikulären Lymphknoten der Ansatz zwischen diesem Volumen und den Tangentialfeldern exakt stimmt. Bei lokaler Überdosierung können querverlaufende Fibrosen der Subkutis und des Pektoralis, eventuell mit Pigmentierung der Haut, auftreten. Der Anschluß gestaltet sich nicht einfach, laufen doch die Divergenzen der drei Strahlenkegel dreidimensional gegeneinander.

Die Divergenz des Supraklavikularfeldes nach kaudal und die Divergenz der Tangentialfelder nach kranial wären allein schon in der Lage, zu hot spots zu führen. Deshalb ist es nötig, das Supraklavikularfeld nach kranial auszulenken oder – was günstiger ist – das Feld auf die doppelte Länge auszudehnen, den Zentralstrahl genau auf die Ansatzlinie zu den Tangentialfeldern zu richten, um dann die kaudale Feldhälfte exakt auszublocken. Bei den neuesten Linearbeschleunigern ist das durch spezielle Kollimatoranordnung als »half-beam-Bestrahlung« möglich. Die Tangentialfelder werden dann durch Tischdrehung oder, nur bei Kobalt 60 möglich, durch Strahlerkopfschwenkung nach

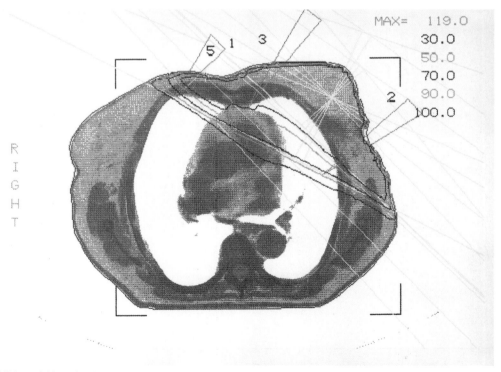

Abbildung 6. Kombinationsisodosenplan bei Bestrahlung der Mamma über große und kleine Tangentialfelder und Aufsättigung des Mammaria-interna-Bereichs durch ein Kobalt-60-Stehfeld.

kaudal ausgelenkt, so daß der Anschluß zum Supraklavikularfeld exakt in einer horizontalen Linie verläuft.

Eine Schwierigkeit gibt es noch zu überwinden: Normalerweise werden die Tangentialfelder, um möglichst viel Lungengewebe zu schonen, mit gedrehtem Kollimator bestrahlt. Dies könnte kranial wieder zu Überschneidungen führen. Ein sogenannter hängender Block (5) kann die kraniale Feldgrenze wieder exakt vertikal stellen oder – wie wir es vorziehen – die Tangentialfelder werden ohne Kollimatordrehung bestrahlt, wobei entsprechend der Simulation individuell geschnittene fokussierte Blöcke die Lunge schonen. Wir bestrahlen auch die Tangentialfelder in Half-beam-Technik. Die schematische Felderanordnung und eine Simulatoraufnahme des geblockten Zangenfeldes sind in Abbildung 7 dargestellt.

So lassen sich mit dieser Technik Fibrosen vermeiden, die das kosmetische Gesamtbild beeinträchtigen, aber auch eine schmerzhafte Pektoralismyositis oder Rippenfrakturen verursachen können.

Literatur

1 Clarke DA, Martinez R, Cox S (1983) Analysis of cosmetic results and complications in patients with stage I and II breast cancer treated by biopsy and irradiation. Int J Rad Oncol Biol Phys 9: 1807–1813
2 Haagensen CD (1971) Disease of the Breast, 2nd ed. Saunders, Philadelphia
3 Harris JR, Levene MB, Svensson G, Hellman S (1979) Analysis of cosmetic results following primary radiation therapy for stages I and II carcinoma of the breast. Int J Rad Oncol Biol Phys 5: 257–261
4 Lacour J, Bucalossi P, Caceres E, Jakobelli G, Koszarowski T, Le M, Rumeau-Rouquette C, Veronesi U (1976) Radical mastectomy versus radical mastectomy plus internal mammary dissection. Five-year results of an international cooperative study. Cancer 37: 206–211
5 Lichter AS, Fraass BA, Geijn Jvd, Padikal TN (1983) A technique for field matching in primary breast irradiation. Int J Rad Oncol Biol Phys 9: 263–270
6 Pezner RD, Patterson MP, Hill LR, Vora N, Desai KR, Archambeau JO, Lipsett JA (1985) Breast retraction assessment: an objective evaluation of cosmetic results of patients treated conservatively for breast cancer. Int J Rad Oncol Biol Phys 11: 575–578

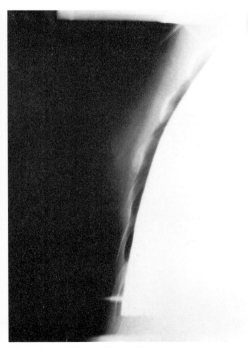

Abbildung 7. Simulationsaufnahme eines tangentialen Mammafeldes, Gantryneigung 65 Grad. Ausblockung der Lunge durch Individualabsorber. Ausblockung der kranialen Feldhälfte, die über ein ventrales Supraklavikularstehfeld bestrahlt wird.

Für die Verfasser:
Priv.-Doz. Dr. H. Lindner
Institut für Strahlentherapie
Klinikum Ingolstadt
Krumenauer Straße 25
D-8070 Ingolstadt

Ergebnisse der Bestrahlung nach Mastektomie

N. Willich, A. Zeschick, L. Zeschick und Th. Wendt
Abt. Strahlentherapie der Klinik und Poliklinik für Radiologie der Universität München, Klinikum Großhadern

Die Notwendigkeit einer lokal radikalen Behandlung des Mammakarzinoms wird gegenwärtig kontrovers beurteilt. Die Definition dessen, was als radikal anzusehen ist, wird dabei häufig mehr auf die Art und Weise der Behandlung als auf das Resultat, ob nämlich ein lokales oder regionäres Rezidiv verhindert werden kann, bezogen. In einigen Behandlungsserien verbessert eine adjuvante systemische Therapie sowohl das rezidivfreie Überleben als auch das Gesamtüberleben (1), jedoch ist der Gewinn oft nur gering und häufig mit einer gewissen Toxizität erkauft. Eine lokal radikale Behandlung besitzt eine Wirksamkeit, die das Auftreten lokaler oder regionärer Rezidive deutlich vermindert. Auch wenn Fernmetastasen häufig auf lokoregionäre Rezidive folgen, so wird doch das symptomfreie Intervall durch lokal radikale Verfahren für viele Patienten verlängert. Daher bleibt eine lokal wirksame Behandlung nach wie vor von großer Wichtigkeit für Patientinnen mit einem Mammakarzinom.

Patientengut und Methodik

In den Jahren 1968 bis 1979 wurde bei insgesamt 841 Patientinnen, die eine radikale oder modifiziert radikale Mastektomie hatten, eine postoperative Bestrahlung durchgeführt. Während bei 419 Patientinnen, die von 1968 bis 1974 behandelt wurden, die radikale Mastektomie mit 52% überwog, war bei 422 Patientinnen, die von 1975 bis 1979 behandelt wurden, in 72,7% eine modifiziert radikale Mastektomie und nur noch in 7,8% eine radikale Mastektomie durchgeführt worden. Stichtag der Untersuchung war der 30.6.1984. Die Aufklärungsquote lag bei 95,1%. Alle Patientinnen waren mindestens fünf Jahre nachbeobachtet. Keine der Patientinnen hatte zu Beginn der Bestrahlung Fernmetastasen oder eine lokale Tumorpersistenz. Die postoperative Bestrahlung wurde nach einem einheitlichen Schema durchgeführt, nach dem die Supraklavikulargrube sowie die Axillenspitze bis zu einer Gesamtdosis von 48 Gy MD (64 Patienten erhielten nur 40 Gy MD) bei täglichen Einzeldosen von 3,0 Gy MD 5 × pro Woche mit Kobalt-60-Gammastrahlung von ventral bestrahlt wurde. Die Thoraxwand wurde über tangentiale Zangenfelder mit Einzeldosen von 4,0 Gy MD bis zu einer Gesamtdosis von 40 Gy MD behandelt. Bei den Patientinnen, bei denen im weiteren Verlauf eine Tumorprogredienz auftrat, wurde eine Nachbehandlung angeschlossen, wonach je nach Fall eine Nachoperation, eine Bestrahlung, eine Hormontherapie oder eine Zytostatikatherapie durchgeführt wurde. Für das Gesamtpatientenkollektiv konnten Zehn-Jahres-Überlebensraten bestimmt werden. Von 422 Patientinnen, die zwischen 1975 und 1979 behandelt wurden, konnten zusätzlich Angaben über Menopausenstatus, Histologie, Rezidivfreiheit und Todesursache ermittelt und bei der Berechnung der Überlebensraten mitverwendet werden. Die Überlebenskurven wurden nach *Cutler/Ederer* (2) berechnet. Das Tumorstadium wurde nach UICC 1979 klassifiziert.
Bezüglich der Primärtumorausdehnung überwogen mit 56,8% die T2-Tumoren, gefolgt von den T1-Tumoren mit 22,2%, den T3-Tumoren

mit 11,8% und den T4-Tumoren mit 3,8%. In 5,4% der Fälle war die Tumorgröße nicht bekannt.

Während 390 Patientinnen (46,4%) einen negativen axillären Lymphknotenstatus hatten, war dieser bei 436 Patientinnen (51,9%) positiv. 380 Patientinnen (45,2%) hatten einen N1-Befall, 37 (4,4%) ein Stadium N2 und 19 (2,3%) ein Stadium N3. Bei weiteren 15 Patientinnen (1,7%) war der Lymphknotenstatus unbekannt. Insgesamt überwog die Gruppe der T2-Tumoren sowohl bei den lymphknotennegativen als auch bei den N1-Tumoren mit 25,6% bzw. 28,0%.

Ergebnisse

Die nicht korrigierten Gesamtüberlebensraten über zehn Jahre sind in Abbildung 1 dargestellt. Erwartungsgemäß verschlechtert sich die Prognose mit zunehmender Primärtumorgröße.

Ebenfalls erwartungsgemäß ergab sich für die Patientinnen mit einem negativen axillären Lymphknotenstatus eine bessere Prognose als für Patientinnen mit axillären Lymphknotenmetastasen, wobei Patientinnen mit Fettgewebsinfiltration bzw. supraklavikulärem Befall die ungünstigste Prognose hatten. Allerdings lebten in dieser Gruppe nach fünf Jahren noch 33,9% und nach zehn Jahren noch 16,6% (Abbildung 2).

Die Auswertung des 1975 bis 1979 bestrahlten, besser dokumentierten Patientenkollektivs ergab bezüglich der Gesamtüberlebensraten nach dem T- bzw. N-Stadium nahezu identische Werte. Bei diesem Kollektiv konnten aber zusätzlich weitere Parameter ausgewertet werden. Hierbei ergab sich kein Unterschied der Prognose in Abhängigkeit vom Menopausenstatus oder von der Tumorlokalisation. Die rezidivfreien Überlebenskurven lagen nach fünf bzw. neun Jahren relativ gering unter den Gesamtüberlebensraten (Abbildungen 3 und 4).

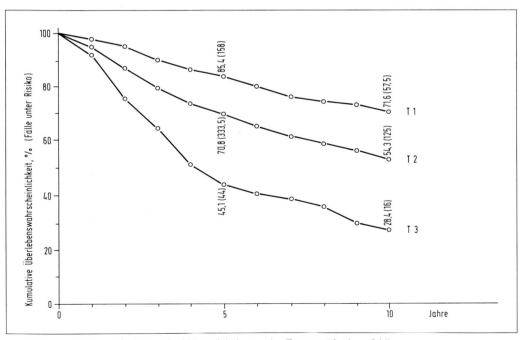

Abbildung 1. Crude survival rates in Abhängigkeit von der Tumorgröße (n = 841).

Auch bei den rezidivfreien Überlebenskurven ergaben sich keine Unterschiede bezüglich Menopausenstatus oder Tumorlokalisation.

Bei der Beurteilung dieser Überlebenskurven ist zu berücksichtigen, daß von den 422 Patientinnen dieses Teilkollektivs 159 im Beobachtungszeitraum verstorben waren, davon jedoch nur 108 tumorabhängig, 32 sicher tumorunabhängig und 19, ohne daß eine evtl. Tumorabhängigkeit sicher beurteilt werden konnte. Bei zwölf Patientinnen (2,8%) konnte das Schicksal nicht aufgeklärt werden. Die entsprechenden korrigierten Überlebensraten verlaufen also deutlich besser als die hier dargestellten nicht korrigierten Überlebenskurven.

Bei 30 der insgesamt 422 Patientinnen blieb der Rezidivstatus unbekannt. Bei 392 Patientinnen, die 5 bis 9,5 Jahre nachbeobachtet wurden, wurden in 32 Fällen lokoregionäre Rezidive gefunden. Hierbei lagen eine Thoraxwandbeteiligung 24mal, eine axilläre Lymphknotenbeteiligung 8mal, eine supraklavikuläre Lymphknotenbeteiligung 5mal, eine multiple Lymphknotenbeteiligung 1mal, eine zervikale Lymphknotenbeteiligung 1mal vor (Mehrfachnennungen). 81% dieser lokoregionären Rezidive traten in den ersten drei Jahren nach der Operation auf. Mit steigender Primärtumorgröße erhöhte sich auch die Zahl der lokoregionären Rezidive, für T1-Tumoren lag die Häufigkeit bei vier von 101 (4%), für T2-Tumoren bei 15 von 224 (6,7%), für T3-Tumoren bei sieben von 36 (19%) und für T4-Tumoren bei fünf von 18 (28%) nach fünf Jahren. Nach dem Lymphknotenstatus aufgeschlüsselt ergab sich für N0-Tumoren nach fünf Jahren eine lokoregionäre Rezidivrate von 3,7% (6/162), für N1-Tumoren von 8% (16/199) und für N2-3-Tumoren von 30,8% (8/26) (Abbildung 5). Ein Einfluß des Menopausenstatus, des Tumorsitzes oder des Alters konnte nicht festgestellt werden.

Das zeitliche Auftreten von Fernmetastasen ist in Abbildung 6 dargestellt. Während bei den N0- und N1-Tumoren auch nach neun Jahren ein Plateau noch nicht erreicht ist, betrug in der

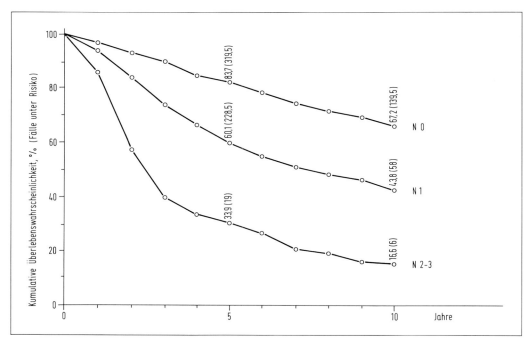

Abbildung 2. Crude survival rates in Abhängigkeit vom Lymphknotenbefall (n = 841).

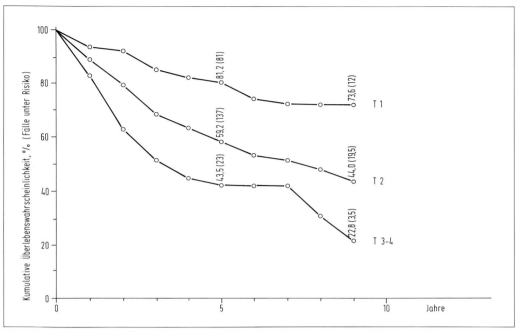

Abbildung 3. Rezidivfreie Überlebensraten in Abhängigkeit von der Tumorgröße (n = 422).

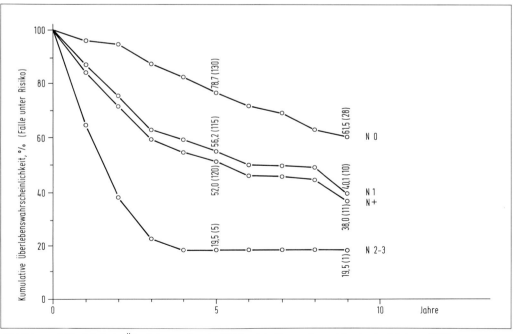

Abbildung 4. Rezidivfreie Überlebensraten in Abhängigkeit vom Lymphknotenbefall (n = 422).

Gruppe N2-3 die kumulative Fernmetastasierungsrate ab drei Jahren konstant 77%.

An Nebenwirkungen wurden bei 6% der Patientinnen (22/363) Radioosteonekrosen der Rippen gefunden. Bei 33% der Patientinnen (120/363) wurden radiologisch Strahlenfibrosen der Lunge beschrieben. Lymphödeme des Armes traten mit einer Häufigkeit von 33% (125/377) auf, wobei nach eingeschränkter Operation ohne Lymphknotenentfernung die Häufigkeit bei 19% (4/21), nach modifiziert radikaler oder erweiterter einfacher Mastektomie bei 33% (98/301), nach radikaler Mastektomie bei 52% (12/29) lag.

Diskussion

Die in der vorliegenden Arbeit dargestellten Gesamtüberlebensraten entsprechen unter Berücksichtigung der Tatsache, daß sich im Rekrutierungszeitraum ein Wechsel der Operationsmodalitäten vollzog, im wesentlichen den in der Literatur mitgeteilten Daten (10, 12). Dies war auch zu erwarten, da in keiner der neueren randomisierten Serien ein signifikanter Überlebensvorteil für postoperativ bestrahlte Patientinnen im Vergleich zur alleinigen radikalen oder modifiziert radikalen Mastektomie eindeutig gesichert werden konnte (5, 7, 13). Dennoch bleibt festzuhalten, daß mit der dargestell-

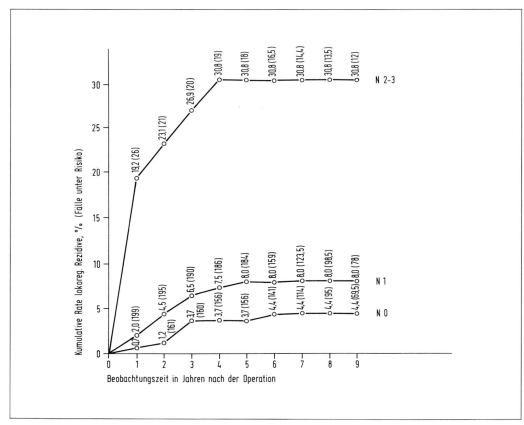

Abbildung 5. Kumulative Häufigkeit der lokoregionären Rezidive in Abhängigkeit vom Lymphknotenstatus nach einer Beobachtungszeit von 5 bis 9 Jahren (n = 422).

ten Behandlungsmethode über 60% der Patientinnen mit negativem Axillenstatus, über 40% der Patientinnen mit N1-Tumoren und fast 20% der Patientinnen mit N2-3-Tumoren nach neun Jahren tumorfrei überlebten (Abbildung 4).

In der Stockholm-Studie (13) ergab sich im Gegensatz zu anderen Studien, die ein solches Resultat nicht bestätigen konnten (5), eine signifikante Reduktion der Fernmetastasen für lymphknotenpositive Patientinnen, die eine postoperative Strahlentherapie erhalten hatten, im Vergleich zu den Patientinnen gleichen Stadiums, die lediglich operiert waren. Hieraus ergab sich auch ein Trend für ein verbessertes Gesamtüberleben für diese Patientinnen mit Überlebenskurven, die ab dem 5. Jahr nach Therapie zunehmend auseinanderklaffen, wobei der zunehmende Unterschied bislang jedoch nicht statistisch signifikant ist. Ob ein echter Überlebensvorteil hieraus resultieren kann, muß also gegenwärtig wohl eher bezweifelt als angenommen werden.

Die lokale Effektivität der postoperativen Bestrahlung hingegen steht seit langem außer Zweifel. Geht man von den Zahlen *Donegans* (4) aus, so beträgt die Lokalrezidivquote nach radikaler Mastektomie im Stadium N0 6,5%. Auch bei modifiziert radikaler Mastektomie mit Staging der Axilla liegt dieser Prozentsatz nicht

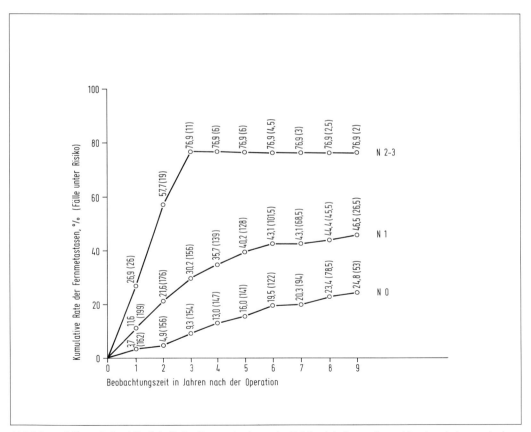

Abbildung 6. Kumulative Häufigkeit der Fernmetastasen in Abhängigkeit vom Lymphknotenstatus nach einer Beobachtungszeit von 5 bis 9 Jahren (n = 422).

wesentlich höher (8). Insgesamt handelt es sich um eine Zahl, die durch zusätzliche Maßnahmen in statistisch nennenswerter Weise kaum noch zu senken ist. Dementsprechend finden sich bei *Regnier* et al. (9), *Toonkel* et al. (11), *Wallgren* et al. (13) sowie *Weichselbaum* et al. (14) lokoregionäre Rezidivraten unter 5% bei N0-Tumoren. Bei lymphknotenpositiven Tumoren ist allerdings der Effekt erheblich deutlicher. Während bei alleiniger Operation im Mittel eine lokoregionäre Rezidivrate von 25% zu erwarten ist (5, 6, 12), kann diese durch postoperative Bestrahlung auf 5 bis 15% gesenkt werden (9, 11, 13, 14). Die in der vorliegenden Arbeit dargestellten lokoregionären Rezidivraten zeigen ebenfalls die deutliche Abhängigkeit vom Lymphknotenstatus. Während bei den N0-Tumoren die kumulative Häufigkeit nach fünf Jahren bei 3,7% lag, betrug sie für die N1-Tumoren 8%. Dieses Resultat ist durchaus beachtlich, da die Stagingqualität im untersuchten Patientenkollektiv nach heutigen Maßstäben vielfach unzureichend war. Nur in 9% der Fälle wurde die histologische Aufarbeitung von zehn oder mehr Lymphknoten beschrieben, in 16% fanden sich 5 bis 9 Lymphknoten, in 8% 1 bis 4 Lymphknoten und in 67% war der Lymphknotenstatus histologisch unbekannt. Somit handelt es sich weitgehend um eine klinische Stadieneinteilung und es muß angenommen werden, daß sich in der N0-Gruppe ein erheblicher Prozentsatz in Wirklichkeit lymphknotenpositiver Tumoren befunden hat. Berücksichtigt man, daß beim klinischen Lymphknotenstaging ein Fehler bis zu 30% auftreten kann (2, 6, 10) und in *Fishers* NSABP-04-Studie (5) nach alleiniger totaler Mastektomie bei lymphknotennegativen Patientinnen in 17,8% axilläre Lymphknotenrezidive auftraten, so erscheint das erzielte Resultat von 3,7% kumulativer Häufigkeit lokoregionärer Rezidive bei N0-Tumoren umso beachtlicher und spricht deutlich für den lokal kurativen Effekt der postoperativen Bestrahlung. Auch die kumulative Rate lokoregionärer Rezidive für N1-Tumoren liegt mit 8% ab fünf Jahren deutlich unter den ohne Bestrahlung zu erwartenden Werten (4). Vor allem im häufigen Stadium T2N1 (125 Patientinnen) wurden nur 6% lokoregionäre Rezidive beobachtet, lediglich 1% mehr als bei den T2N0-Tumoren (84 Patientinnen). Bei den lokal weit fortgeschrittenen Tumoren N2 und N3 liegt die Rate lokoregionärer Rezidive erwartungsgemäß mit 30% nach vier Jahren deutlich höher, allerdings immer noch niedriger als nach alleiniger Operation zu erwarten wäre (4).

Die in der Literatur mitgeteilten Daten hinsichtlich des Erfordernisses einer Bestrahlung bei medialem Tumorsitz zeigen im allgemeinen, daß diese Tumorsituation keinen besonderen Risikofaktor darstellt und daher keine besonderen Maßnahmen erfordert, wenn auch in der Oslo-Studie (7) ein allerdings nicht signifikanter Überlebensvorteil für diese Patientinnen nach Kobaltbestrahlung beschrieben wird. Unsere Analyse ergab in dieser Hinsicht keinerlei Unterschiede. Ebenso konnten wir eine Abhängigkeit der Ergebnisse vom Menopausenstatus nicht feststellen.

Berücksichtigt man, daß der lokale Effekt der Strahlentherapie am ehesten bei lymphknotenpositiven Patientinnen ausgenutzt werden kann, ohne daß das Gesamtüberleben hierdurch wesentlich beeinflußt wird, daß auf der anderen Seite das Auftreten eines Armlymphödems nach modifiziert radikaler Mastektomie bei etwa 30% zu veranschlagen ist (wobei es sich in den wenigsten Fällen um schwere Lymphödeme handelt), so kann festgestellt werden, daß die Indikation zur postoperativen Bestrahlung nach eingeschränkt radikaler Mastektomie nicht routinemäßig für alle Patientinnen gestellt werden sollte. Eine klare Indikation zur postoperativen Bestrahlung kann bei verbliebenem Tumorrest oder Infiltration des Primärtumors in die Brusthaut oder in die Pektoralisfaszie bzw. die Pektoralismuskulatur gestellt werden. Liegt ein massiver axillärer Lymphknotenbefall vor (ca. 50% der untersuchten Lymphknoten befallen bei suffizientem Staging) oder hat eine Infiltration in das paranodale Fettgewebe stattgefunden, so ist das Lokalrezidivrisiko als besonders hoch einzuschätzen. In diesen Fällen besteht die Möglichkeit, das krankheitsfreie Intervall in statistisch signifikanter Weise durch eine postoperative

Bestrahlung zu verbessern. Wird bei geringerem axillärem Befall eine adjuvante Chemotherapie nicht durchgeführt, so ist von der postoperativen Bestrahlung ebenfalls ein statistisch signifikanter Vorteil zu erwarten. Auch bei metastatischem Befall von Lymphknoten der Infra- oder Supraklavikulargruben sollte eine Bestrahlung durchgeführt werden. Wenn auch diese Patientinnen häufig eine sehr schlechte Gesamtprognose haben, so bleibt doch ein Teil noch über lange Zeiträume tumorfrei (Abbildung 4) und die Zahl der regionären Rezidive in diesen nur unvollständig operablen Gebieten läßt sich auf etwa 30% begrenzen. Da ein unkontrolliertes Tumorwachstum in diesen Regionen zu schweren Behinderungen führen kann (Plexusparese, Lymphödem), sollte in diesen Fällen eine gute lokale Kontrolle durch Bestrahlung angestrebt werden.

Literatur

1. Anonymous (1984) Review of mortality results in randomised trials in early breast cancer. Lancet ii: 1205
2. Bucalossi P, Veronesi U, Zinga L (1971) Enlarged mastectomy for breast cancer: Review of 1213 cases. Am J Roentg Rad Ther Nucl Med 111: 119–122
3. Cutler SJ, Ederer F (1958) Maximum utilization of the life table method in analyzing survival. J Chron Dis 8: 699–712
4. Donegan WL, Perez-Mesa CM, Watson FR (1966) A biostatistical study of locally recurrent breast carcinoma. Surg Gynecol Obstet 122: 529–540
5. Fisher B, Redmond C, Fisher ER, Bauer M, Wolmark N, Wickerham L, Deutsch M, Montague E, Margolese R, Foster R (1985) Ten-year results of a randomized clinical trial comparing radical mastectomy and total mastectomy with or without radiation. New Engl J Med 312: 674–681
6. Haagensen CD (1977) Treatment of curable carcinoma of the breast. Int J Radiat Oncol Biol Phys 2: 975–980
7. Host H, Brennhovd JO, Loeb M (1986) Postoperative radiotherapy in breast cancer – long term results form the Oslo study. Int J Radiat Oncol Biol Phys 12: 727–732
8. Maddox WA, Carpenter JT, Laws HL (1983) A randomized prospective trial of radical mastectomy versus modified radical mastectomy in 311 breast cancer patients. Ann Surg 198: 207–212
9. Regnier R, Nguyen TH, Balikdjian D, Lustman-Maréchal J, Smets P, Darquennes H, Henry J (1982) Experience of telecobalt therapy in operable breast cancer at J. Bordet Institute (1969–1975). Int J Radiat Oncol Biol Phys 8: 1517–1523
10. Schottenfeld D, Nash AG, Robbins GF (1976) Ten-year results of the treatment of primary operable breast carcinoma. Cancer 38: 1001–1007
11. Toonkel MC, Fix J, Jacobson LH, Schneider JJ, Wallach CB (1982) Postoperative radiation therapy for carcinoma of the breast: Improved results with elective irradiation of the chest wall. Int J Radiat Oncol Biol Phys 8: 977–982
12. Valagussa P, Bonnadonna G, Veronesi U (1978) Patterns of relapse and survival following radical mastectomy. Analysis of 716 consecutive patients. Cancer 41: 1170–1178
13. Wallgren A, Arner O, Bergström J, Blomstedt B, Granberg PO, Räf L, Silfverswärd C, Einhorn J (1986) Radiation therapy in operable breast cancer: Results from the Stockholm trial on adjuvant radiotherapy. Int J Radiat Oncol Biol Phys 12: 533–537
14. Weichselbaum RR, Marck A, Hellman S (1976) The role of postoperative irradiation in carcinoma of the breast. Cancer 37: 2682–2690

Für die Verfasser:
Dr. N. Willich
Abt. Strahlentherapie der Klinik und Poliklinik
für Radiologie der Universität
Klinikum Großhadern
Marchioninistraße 15
D-8000 München 70

Ergebnisse der Bestrahlung bei Lokalrezidiven des Mammakarzinoms

N. Willich, H. Groh, D. Messerer[a] und Th. Wendt

Abt. Strahlentherapie der Klinik und Poliklinik für Radiologie der Universität München, Klinikum Großhadern, und
[a] Biometrisches Zentrum für Therapiestudien GmbH, München

Tumorrezidive im Bereich der ipsilateralen regionären Lymphknotengruppen oder im Bereich der Thoraxwand, die nach operativer ablativer Primärtherapie eines Mammakarzinoms auftreten, sind in einem hohen Prozentsatz mit bereits gleichzeitig vorliegenden oder konsekutiv innerhalb kurzer Zeit auftretenden Fernmetastasen vergesellschaftet (14). Deckt das aus Anlaß des Auftretens eines lokoregionären Tumorrezidivs durchgeführte Tumorstaging eine bereits vorliegende Generalisierung auf, so richtet sich die Therapie der Erkrankung in erster Linie nach den allgemein anerkannten Regeln der systemischen Therapie des metastasierten Mammakarzinoms. Hierbei kann je nach Umständen eine zusätzliche Lokalbehandlung des lokoregionären Rezidivs in den Behandlungsablauf mit einbezogen werden.

In den Fällen jedoch, in denen bei Vorliegen eines lokoregionären Rezidivs eine Fernmetastasierung nicht nachgewiesen werden kann, gewinnt die erfolgreiche Behandlung des lokalen Befundes eine ungewöhnlich große Bedeutung. Zwar wird die Überlebensprognose bei den meisten dieser Patientinnen durch die später auftretende Fernmetastasierung limitiert, dennoch gibt es einen kleinen Anteil an Patientinnen, bei denen eine derartige Generalisierung auch über viele Jahre nicht eintritt, so daß nach zehn Jahren noch etwa 10% dieser Patientinnen tumorfrei sind (5). Das Schicksal dieser Frauen hängt ausschließlich von der Beherrschung des lokalen Befundes ab. Aber auch Patientinnen, bei denen in der Folge eine Fernmetastasierung auftritt, haben häufig noch eine Lebenserwartung von mehreren Jahren. Ein nicht beherrschtes lokales Rezidiv stellt für sie eine körperlich wie psychisch besonders belastende Tumormanifestation dar. Daher ist eine möglichst konsequente lokale Behandlung eines lokoregionären Tumorrezidivs grundsätzlich angebracht.

Patientengut und Methodik

206 Patientinnen, die in den Jahren 1975 bis 1981 mit suffizienten Dosen wegen eines lokoregionären Rezidivs eines Mammakarzinoms bestrahlt wurden, fanden Eingang in eine retrospektive Analyse. Zur Zeit der Lokalrezidivdiagnose (+4 Wochen) hatten 53 Patientinnen (25,7%) bereits Fernmetastasen. Bei 151 Patientinnen (73,3%) konnte davon ausgegangen werden, daß das Lokalrezidiv die einzige Tumormanifestation darstellte (zwei Fälle ohne Angaben zur Fernmetastasierung). 150 Patientinnen (72,8%) kamen mit ihrem ersten Lokalrezidiv in strahlentherapeutische Behandlung (davon 104 ohne, 44 mit Fernmetastasen, zwei ohne Angaben), 36 (17,5%) mit einem 2. Rezidiv (30 ohne und sechs mit Fernmetastasen) und 20 (9,7%) mit einem 3. oder späteren Rezidiv (17 ohne, drei mit Metastasen). Da der Erfolg einer durchgeführten strahlentherapeutischen Behandlung mit jeder vorausgegangenen Therapie schlechter beurteilbar ist, wurde in erster Linie eine Gruppe von Patientinnen analysiert, die mit ihrem ersten Lokalrezidiv in die strahlentherapeutische Behandlung kam und zu diesem Zeitpunkt noch keine nachweisbaren Fernmetastasen hatte (n = 104, Kollektiv A). Dieser

Gruppe können einige Ergebnisse aller Patientinnen ohne Fernmetastasierung (n = 151, Kollektiv B) und des Gesamtkollektivs (n = 206, Kollektiv C) gegenübergestellt werden.

Die Nachbeobachtungszeit betrug mindestens zwei, längstens neun Jahre, im Mittel 3,9 Jahre, median drei Jahre. Die Gesamtaufklärungsquote beträgt über 95%. Die Überlebensraten wurden nach der Methode von *Cutler/Ederer* (7) berechnet, für den statistischen Vergleich von Überlebenskurven wurde der Log-rank-Test durchgeführt. Eine univariate Analyse von Prognosefaktoren wurde mit Hilfe von Kontingenztafeln mit Chi-Quadrat-Test bzw. Log-rank-Test erstellt, die multivariate Analyse von Zeitverläufen erfolgte mit Hilfe des *Cox*-Modells (6). In 100 von 104 Fällen des Kollektivs A hatte die Primärtherapie in einer ablativen Operation bestanden, in 52 Fällen war eine postoperative Bestrahlung durchgeführt worden. Eine systemische Therapie war bei 18 Patientinnen (17,3%) erfolgt. Ein Thoraxwandbefall lag bei 80 Patientinnen (76,9%), ein axillärer Befall 21mal (20,2%), ein supraklavikulärer Befall 21mal (20,2%) vor. Eine Kombination von Thoraxwandbefall und Lymphknotenbefall ergab sich bei 16 Patientinnen (15,4%).

Bei 65% der Patientinnen des Kollektivs A wurde das Lokalrezidiv exstirpiert und eine adjuvante Bestrahlung durchgeführt. In 33,8% erfolgte eine Kombination von Bestrahlung und systemischer Therapie.

Ergebnisse

Bezüglich der Überlebensprognose der Patientinnen des Kollektivs A wurden als Einflußfaktoren das Alter zur Zeit des Lokalrezidivs, der Menopausenstatus z. Z. der Primäroperation, die Primärtumorgröße T, der axilläre Lymphknotenstatus N bei der Primärtherapie, die Stadieneinteilung nach UICC 1979 bei der Primärtherapie, das rezidivfreie Intervall, die Größe des Lokalrezidivs (< bzw. > 1 cm; < bzw. > 10 cm), die Lage des Lokalrezidivs, der Befall einer oder mehrerer Regionen sowie die Dosis der Lokalrezidivbestrahlung überprüft. Hormonrezeptoren und das histologische Grading konnten als Prognosefaktoren nicht bestimmt werden, da zum Zeitpunkt der Lokalrezidivtherapie diese Faktoren nicht einheitlich dokumentiert worden waren. Während erwartungsgemäß die Stadieneinteilung nach UICC mit dem T- bzw. N-Stadium, der Menopausenstatus mit dem Alter und die Lokalrezidivgröße mit dem Befall einer oder mehrerer Regionen korrelierte, erwiesen sich die übrigen Faktoren als unabhängig voneinander. Statistisch signifikante Unterschiede ($p < 0,05$) der Überlebenskurven ergaben sich hieraus bei Aufschlüsselung nach dem initialen Lymphknotenbefall, wobei die Patientinnen mit unbekanntem bzw. negativem Lymphknotenstatus die günstigste Prognose hatten (Abbildung 1). Lag das Lokalrezidiv an der Thoraxwand, so ergab sich ein günstigerer Verlauf als bei Befall von regionären Lymphknoten (Abbildung 2). Hatte das Lokalrezidiv eine Ausdehnung von 10 cm überschritten, so erwies sich die Prognose als besonders ungünstig (Abbildung 3), desgleichen, wenn mehrere Regionen befallen waren (Abbildung 4). Ein langes krankheitsfreies Intervall zwischen Primärtherapie und Auftreten des Rezidivs (länger als fünf Jahre) war mit einer günstigeren Prognose verbunden (Abbildung 5). Die multivariate Analyse nach dem *Cox*-Modell ergab, daß in absteigender Reihenfolge die Dauer des rezidivfreien Intervalls (Abbildung 5), die Lokalrezidivlage an der Thoraxwand (Abbildung 2) sowie ein negativer initialer Lymphknotenstatus (Abbildung 1) von signifikanter prognostischer Bedeutung waren.

Die Einflußmerkmale, die bezüglich des Gesamtüberlebens analysiert wurden, wurden auch im Hinblick auf den lokalen Therapieerfolg untersucht. Hierbei ergab sich weder bei univariater noch bei multivariater Analyse ein Einfluß eines der überprüften Merkmale hinsichtlich des lokalen Therapieerfolgs.

Bei 6% der Patientinnen lag bereits vier Wochen nach Beendigung der Strahlentherapie eine erneute Progression vor. In 94% war ein Ansprechen zu verzeichnen, wobei keine Evidenz für eine Tumorerkrankung bei den 65% der Fälle vorlag, bei denen das Lokalrezidiv

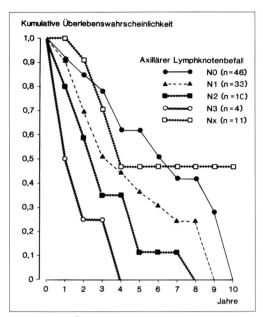

Abbildung 1. Überlebensraten nach initialem axilärem Lymphknotenbefall (at risk nach 5 Jahren: N0: 17, N1: 7, N2: 1, N3: 0, NX: 3,5).

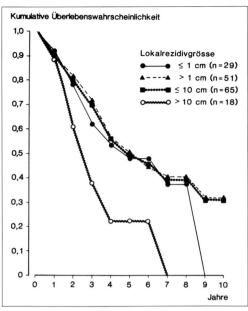

Abbildung 3. Überlebensraten nach Lokalrezidivgröße (at risk nach 5 Jahren: < 1 cm: 7,5; > 1 cm: 16; < 10 cm: 21; > 10 cm: 1,5).

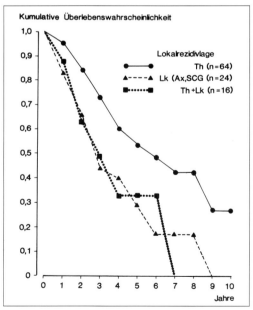

Abbildung 2. Überlebensraten nach Lokalrezidivlage (at risk nach 5 Jahren: Th: 22; Th + LK: 1,5; LK: 5).

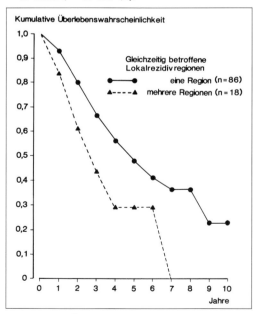

Abbildung 4. Überlebensraten nach befallenen Regionen (at risk nach 5 Jahren: 1 Region: 27, mehrere Regionen: 1,5).

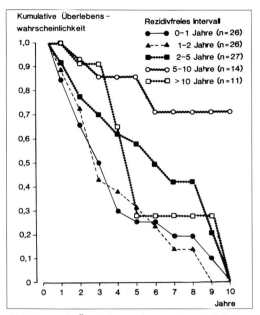

Abbildung 5. Überlebensraten nach rezidivfreiem Intervall (at risk nach 5 Jahren: 0–1 J: 5; 1–2 J: 4; 2–5 J: 12,5; 5–10 J: 6; > 10 J: 1).

durch vorangegangene Operation exstirpert werden konnte. Bei weiteren 6% lag eine komplette Remission vor. Bei 23% war ein inkomplettes Ansprechen vier Wochen nach Beendigung der Bestrahlung zu verzeichnen, ein typischer Befund, der in den meisten Fällen eine inkomplette Tumorbeherrschung nicht wahrscheinlich erscheinen läßt. Die Berechnung von Erfolgsraten konnte nicht nach der Life-table-Methode erfolgen, da es im Rahmen der retrospektiven Analyse nicht möglich war, lückenlos über den Zeitraum vieler Jahre hinweg die Änderung des lokalen Befundes zu erfassen. Derartige Änderungen waren häufig nur ungenau dokumentiert, da im weiteren Verlauf andere Manifestationen der progredienten Erkrankung im Vordergrund standen. So konnte in vielen Fällen nicht ausgeschlossen werden, daß auch bei lokaler Rezidivfreiheit am Ende des Beobachtungszeitraumes sich in diesem Zeitraum weitere Lokalrezidive, die unter Umständen erfolgreich behandelt worden waren, ereignet hatten. Daher beschränkte sich die Analyse auf die Registrierung des lokalen Erfolges am Ende des Beobachtungszeitraums. Um die unterschiedlich langen Beobachtungszeiten aber in die Analyse eingehen zu lassen, wurden die Medianwerte für die Beobachtungszeit und den lokalen Erfolg gebildet. Hierbei zeigte sich, daß bei einer medianen Beobachtungszeit von 3,4 Jahren im Kollektiv A (n = 104) die lokale Erfolgsrate bei 70% lag. Die ausschließlichen Thoraxwandrezidive schnitten mit einer Erfolgsquote von 70,3% bei einer medianen Beobachtungszeit von 3,7 Jahren insgesamt etwas günstiger ab als die Rezidive unter Beteiligung von Lymphknotenregionen, welche lediglich eine mediane Beobachtungszeit von 2,7 Jahren bei einer mit den Thoraxwandrezidiven vergleichbaren prozentualen Erfolgsquote aufwiesen. Hinsichtlich des rezidivfreien Intervalls schnitten Patientinnen mit einem langen Intervall > 5 Jahre mit einer lokalen Erfolgsrate von 85,7% bei einer medianen Beobachtungsdauer von 4,5 Jahren etwas besser ab als Patientinnen, bei denen das rezidivfreie Intervall < 2 Jahre war. Hinsichtlich der Größe des Lokalrezidivs war die Tendenz bei den unter 10 cm großen Rezidiven mit einer lokalen Erfolgskontrolle von 76,9% bei einer medianen Beobachtungszeit von 3,9 Jahren etwas günstiger als bei den größeren Rezidiven (lokaler Erfolg 64,4%, mediane Beobachtungszeit 2,4 Jahre). Nur minimale Unterschiede zeigten sich hinsichtlich des Menopausenstatus sowie hinsichtlich der verwendeten Strahlendosen.

Diskussion

Aus der hier vorgelegten Analyse von Überlebensdaten kann nicht der Schluß gezogen werden, daß das Auftreten, die Ausprägung und die Behandlung des Lokalrezidivs den weiteren Verlauf der Erkrankung in statistisch nachweisbarem wesentlichem Ausmaß beeinflußt. Aus den angegebenen Daten können keine Kausalitäten abgeleitet werden, da bei Vorliegen eines Lokalrezidivs Prognosefaktoren zum Tragen kommen, welche unabhängig vom Lokalrezidiv und dessen Behandlung bereits zum Zeitpunkt der Initialtherapie gegeben waren und den weiteren Verlauf der Erkrankung grundsätzlich bestimmen (13). Allerdings können Konstellationen beschrieben werden, die bei Auftreten eines Lokalrezidivs eine Abschätzung der Prognose bis zu einem gewissen Grade ermöglichen. Auf diesem Wege haben *Bedwinek* et al. (3) sowie *Toonkel* et al. (13) Prognosefaktoren formuliert, bei deren Vorliegen sich ein signifikant verbessertes Gesamtüberleben nach 5 bzw. 10 Jahren ergab (Tabelle I). Die von uns ermittelten günstigen Einflußfaktoren (langes rezidivfreies Intervall, Lokalrezidivlage an der Thoraxwand, negativer initialer Lymphknotenstatus) stehen hiermit in Übereinstimmung. Gestützt werden diese Resultate z. T. durch die Analyse weiterer Autoren. So fanden auch *Danoff* et al. (8), *Pathanaphan* et al. (12), *Aberizk* et al. (1), *Beck* et al. (2) sowie *Hietanen* et al. (11) signifikant bessere Überlebensergebnisse bei langem krankheitsfreiem Intervall zwischen Primärtherapie und Auftreten des Rezidivs. Ein negativer initialer Lymphknotenstatus hatte signifikante Bedeutung auch bei *Di Pietro* et al. (10) sowie *Chen* et al. (4). Neben *Toonkel* et al. (13) bestätigen auch *Deutsch* et al. (9) eine signifikant günstigere Prognose bei Lage des Rezidivs an der Thoraxwand, während von der Mehrzahl der Autoren dies als Risikofaktor nicht bestätigt wird (2, 3, 8, 10, 11, 12).

Im Gegensatz zu den errechneten Überlebensergebnissen stellt die lokale Tumorfreiheit ein Erfolgskriterium der lokalen Behandlung dar. Zwar ließen sich keine signifikanten Einflußfaktoren bezüglich des lokalen Erfolges ermitteln, jedoch stellt die hohe Rate lokaler Kontrolle von 70% nach einer medianen Beobachtungszeit von 3,4 Jahren einen wichtigen Erfolg dar. Da nach fünf Jahren noch 46% aller Patientinnen, die zum Zeitpunkt ihres Lokalrezidivs keine Fernmetastasen aufwiesen, am Leben waren und die Überlebensrate für dieses Kollektiv nach zehn Jahren immer noch 15% beträgt (Abbildung 6), ist eine gute lokale Kontrolle des Rezidivs bei sehr vielen Patientinnen von größter Wichtigkeit. Auch bei den Patientinnen, die zum Zeitpunkt des Auftretens des lokoregionären Rezidivs bereits Fernmetastasen hatten, betrug die 10-Jahres-Überlebensrate noch 8%, so daß auch im Fall des Vorliegens einer Fernmetastasierung mit langen Überlebenszeiten

Tabelle I. Günstige Prognosekriterien bezüglich Überleben bei isoliertem Lokalrezidiv.

Bedwinek et al. (3)	– Single-Rezidiv – Größe < 1 cm – Krankheitsfreies Intervall > 24 Monate
Toonkel et al. (13)	– Thoraxwandrezidiv – Initiales Stadium I – Krankheitsfreies Intervall > 24 Monate – Große Felder (Thoraxwandrezidiv + LK) bei Rezidivbestrahlung

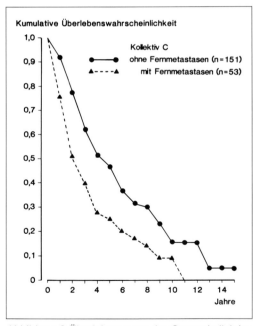

Abbildung 6. Überlebensraten des Gesamtkollektivs C (n = 206) nach Fernmetastasierung (ohne Angabe 2; at risk nach 5 Jahren: ohne Fernmetastasen 47, mit Fernmetastasen 10): Überlebenszeit ab dem ersten Lokalrezidiv.

gerechnet werden muß. Auch für diese Patientinnen besitzt daher eine gute lokale Kontrolle des Rezidivs eine große Bedeutung. Auf der anderen Seite blieben 35 der 104 Patientinnen des Kollektivs A (33,7%) im Verlauf der Beobachtung (median 3,4 Jahre) fernmetastasenfrei. Drei von ihnen starben an interkurrenten Ereignissen. Jedoch gab es weitere vier Patientinnen, die am nicht beherrschten lokalen Thoraxwandrezidiv verstarben, ohne daß über den gesamten Krankheitsverlauf hinweg eine Fernmetastasierung nachweisbar war. Da eine solche Möglichkeit für einige Patientinnen offenbar besteht, kann eine suffiziente Behandlung des Lokalrezidivs von vitaler Bedeutung sein. Daher sollte die Behandlung des isolierten Rezidivs in jedem Fall so radikal wie vertretbar sein. Im allgemeinen wird daher eine möglichst vollständige operative Exstirpation des Rezidivs anzustreben sein, gefolgt von einer möglichst hochdosierten und vom Bestrahlungsvolumen her großzügig bemessenen postoperativen Bestrahlung.

Literatur

1. Aberizk WJ, Silver B, Henderson JC, Candy B, Harris JR (1986) The use of radiotherapy for treatment of isolated locoregional recurrence of breast carcinoma after mastectomy. Cancer 58: 1214–1218
2. Beck TM, Hart NE, Woodard DA, Smith CE (1983) Local or regionally recurrent carcinoma of the breast: Results of therapy in 121 patients. J Clin Oncol 1: 400–405
3. Bedwinek JM, Lee J, Fineberg B, Ocwieza M (1981) Prognostic indicators in patients with isolated local-regional recurrence of breast cancer. Cancer 47: 2232–2235
4. Chen KK, Montague ED, Oswald AMJ (1985) Results of irradiation in the treatment of locoregional breast cancer recurrence. Cancer 56: 1269–1273
5. Chu FCH, Lin FJ, Kim HJ, Huh SH, Garmatis CJ (1976) Locally recurrent carcinoma of the breast. Results of radiation therapy. Cancer 37: 2677–2681
6. Cox DR (1979) Regression models and life-tables. J R Stat Soc (Series B) 34: 187–200
7. Cutler SJ, Ederer F (1958) Maximum utilisation of life table method in analyzing survival. J Chron Dis 8: 699–712
8. Danoff BF, Coia LR, Cantor RI, Pajak TF, Kramer S (1983) Locally recurrent breast carcinoma: The effect of adjuvant chemotherapy on prognosis. Radiology 147: 849–852
9. Deutsch M, Parsons J, Mittal B (1985) Local-regional recurrent breast cancer – treatment with radiotherapy. Int J Radiat Oncol Biol Phys 11: 101–102
10. Di Pietro S, Bertario L, Piva L (1980) Prognosis and treatment of loco-regional breast cancer recurrences: Critical considerations on 120 cases. Tumori 66: 331–338
11. Hietanen P, Miettinen M, Mäkinen J (1986) Survival after first recurrence in breast cancer. Eur J Cancer Clin Oncol 22: 913–919
12. Patanaphan V, Salazar OM, Poussin-Rosillo H (1984) Prognosticators in recurrent breast cancer. A 15-year experience with irradiation. Cancer 54: 228–234
13. Toonkel LM, Fix I, Jacobson LH, Wallach CB (1983) The significance of local recurrence of carcinoma of the breast. Int J Radiat Oncol Biol Phys 9: 33–39
14. Valagussa P, Bonadonna G, Veronesi U (1978) Patterns of relapse and survival following radical mastectomy. Analysis of 716 consecutive patients. Cancer 41: 1170–1178

Für die Verfasser:
Dr. N. Willich
Abt. Strahlentherapie
Klinik und Poliklinik für Radiologie der Universität
Klinikum Großhadern
Marchioninistraße 15
D-8000 München 70

Strahlentherapie bei Hirnmetastasen des Mammakarzinoms mit unterschiedlicher Dosis

Th. G. Wendt und N. Willich
Radiologische Klinik und Poliklinik der Universität München, Klinikum Großhadern

Einleitung

Durch die verbesserte hormonelle und zytostatische Therapie leben heute Patienten mit metastasiertem Mammakarzinom länger. Mit zunehmender Überlebenszeit wächst das Risiko, eine intrakranielle Tumorabsiedlung zu erleben (5, 15). Während die systemisch wirksamen Therapien alle peripher gelegenen Metastasen mehr oder weniger gleichmäßig beeinflussen, befinden sich intrazerebrale Metastasen in einer für diese Therapie schlecht zugänglichen Nische. Diese Exklusivität ist begründet durch die mangelnde Permeabilität der Blut-Hirn-Schranke für die meisten hydrophilen Zytostatika, wodurch keine ausreichende Gewebekonzentration erzielt wird. Deswegen kommt den beiden anderen therapeutischen Prinzipien der Tumorbehandlung – Chirurgie und Strahlentherapie – besondere Bedeutung zu. Das neurochirurgische Vorgehen wird durch die (potentielle) Multiplizität der zerebralen Tumormanifestation limitiert. Darüber hinaus erweist sich ein großer Anteil der Metastasen aufgrund ihrer topographisch-anatomischen Lage als nicht resezierbar.

Da der weitaus größte Anteil der Patienten nach eingetretener Hirnmetastasierung eine relativ kurze Überlebenszeit aufweist, wurden zahlreiche Versuche unternommen, die Behandlung abzukürzen und so zur Lebensqualität der Patienten beizutragen. Nach den Ergebnissen einer Radiotherapy-Oncology-Group(RTOG)-Studie sind 20 Gy in einer Woche, 30 Gy in 2 bis 3 Wochen und 40 Gy in 3 bis 4 Wochen hinsichtlich des medianen Überlebens gleichwertig (2). Nach höher-dosierter Strahlentherapie wurde jedoch über langanhaltende Remissionen (7, 16) und über eine histologisch verifizierte komplette Remission berichtet (3). Um zur Klärung der Frage beizutragen, inwieweit die Strahlendosis der Hirnbestrahlung die Überlebensspanne beeinflußt, wurde an der Radiologischen Klinik der Universität München eine individualisierte Therapie durchgeführt, die sich u. a. auch an der mutmaßlichen Prognose des Patienten orientiert.

Patienten und Methode

Patienten

Patienten mit computertomographisch nachgewiesenen intrakraniellen Metastasen eines histologisch gesicherten Mammakarzinoms wurden an der Radiologischen Klinik der Universität München in den Jahren 1981 bis 1986 mit verschiedenen Fraktionierungen und Dosierungen bestrahlt. Entsprechend den Richtlinien der zuweisenden Kliniken wurden alle Patienten unmittelbar nach Sicherung der Hirnmetastasierung einer primären Strahlentherapie zugeführt. Keine Patientin wurde an ihrem Hirnbefall operiert. Bei der Indikationsstellung zur Strahlentherapie wurden die Patientinnen in zwei Gruppen eingeteilt, die sich in ihrer vermuteten Prognose unterschieden und unterschiedlich bestrahlt wurden (s.u.)

Bei allen Patienten war die initiale neurologische Symptomatik bekannt. Sie wurde retrospektiv nach der Klassifikation der WHO (20) eingeteilt. Zur Beurteilung des Allgemeinzustandes der Patienten vor Bestrahlung wurde die 5 Grade unterscheidende Klassifikation der WHO (»performance status«) herangezogen (20).

Strahlentherapie

a) Dosis und Fraktionierung
Der ersten Gruppe wurden Patientinnen zugeordnet, deren Prognose aufgrund des Verlaufs der Grunderkrankung als ungünstig angesehen werden mußte. Sie umfaßte Patientinnen, deren Primärdiagnose des Mammakarzinoms weniger als zwei Jahre zurücklag, sowie alle Patientinnen mit weit fortgeschrittenem, disseminiertem Tumorleiden. Diese Kranken wurden mit 10 × 3,0 Gy in zwei Wochen über Ganzhirnfelder bestrahlt.

Die zweite Gruppe umfaßte Patientinnen mit Mammakarzinom, deren periphere Tumormanifestationen, teilweise unter effektiver hormoneller oder zytostatischer Therapie nur langsame Progredienz, Stillstand oder Regression aufwies. Diese Patientinnen wurden initial ebenso wie diejenigen der erste Gruppe behandelt, anschließend wurde jedoch die Strahlenbehandlung fortgeführt. Dabei betrug die Fraktionierung 5 × 2 Gy HD pro Woche, die Gesamtdosis 44–50 Gy pro 3 1/2 bis 4 Wochen. Diese Patienten wurden nach 30 Gy bei multipler Metastasierung über unveränderte Felder, bei solitärer Metastase lokalisiert weiterbestrahlt.

b) Technische Bedingungen
Alle Patienten wurden über laterale Ganzhirnfelder mit Telekobalt-Gammastrahlen, 6- oder 8-MV-Photonen bestrahlt. Bei der Wahl der Felder wurde insbesondere darauf geachtet, daß die Temporallappen und die Frontobasis erfaßt wurden. Die vorderen Augenabschnitte wurden mittels standardisierter Schwermetallsatelliten abgeschirmt. Die Dosiskalkulation wurde anhand der Tiefendosiskurve im Zentralstrahl durchgeführt. Zur lokalisierten Bestrahlung von Solitärherden wurde ein Keilfilterplan auf der Basis der Computertomographie angefertigt.

Parameter zur Beurteilung des Therapieeffekts

Alle Patienten wurden klinisch nachkontrolliert, ein Teil auch computertomographisch zu unterschiedlichen Zeitpunkten post radiationem. Das Behandlungsergebnis wurde sowohl anhand der erzielten Rückbildung der neurologischen Störung als auch durch die Überlebenszeit bis zum Tod, gleich aus welcher Ursache, beurteilt. Die Veränderung des neurologischen Status wurde grob in drei Kategorien eingeteilt: unverändert oder progredient, besser und vollständige Rückbildung. Die Überlebenswahrscheinlichkeiten wurden mit der von *Kaplan* und *Meier* (10) angegebenen Methode berechnet.

Ergebnisse

Von allen zwischen 1981 und 1986 wegen Hirnmetastasen eines Mammakarzinoms bestrahlten Patienten konnte bei 90 die vorgesehene Dosis appliziert werden. Alle Kranken waren weiblich, 50 Patientinnen unter 50 Jahre alt bei Auftreten der Hirnmetastase(n), die übrigen 40 Patientinnen 50 Jahre oder älter. 56 Patientinnen wurden mit 30 Gy in zwei Wochen bestrahlt, 34 Patientinnen mit mehr als 30 Gy. 36 Patientinnen wiesen im Computertomogramm eine Solitärmetastase auf, bei den übrigen 54 lagen multiple Herde vor. 44 Patientinnen wiesen bei Beginn der Strahlentherapie einen günstigen Performance-Status (WHO 0,1,2) auf, 46 einen ungünstigen Allgemeinzustand (WHO 3,4). 84 von 90 Patientinnen wiesen zum Zeitpunkt der Diagnose der Hirnbeteiligung auch periphere Metastasen auf, lediglich bei sechs Patientinnen war der zerebrale Herd die einzige Tumormanifestation.

Das mediane Intervall zwischen Primärtumor und aufgetretener Hirnmetastase(n) beträgt 34,5 (0–270) Monate, im Mittel 49,5 Monate. Drei Viertel aller Hirnmetastasen treten innerhalb der ersten fünf Jahre nach Diagnosestellung des Mammakarzinoms auf.

Neurologische Symptomatik

Tabelle I gibt die Verteilung der neurologischen Symptome wieder. Klinische Hirndruckzeichen waren die bei weitem häufigsten Erstsymptome, die die Hirnmetastasierung begleiteten. Alle Patienten erhielten initial Dexamethason. Bei 60/90 (66%) Patienten war bei Abschluß der Bestrahlung eine Besserung oder eine komplette Rückbildung der neurologischen Symptomatik eingetreten. Tabelle II gibt das Ansprechen der neurologischen Beschwerden in Abhängigkeit von der Gesamtdosis wieder.

Überleben

Die Gesamtüberlebenszeit beträgt 41% nach sechs Monaten, 19% nach zwölf Monaten und 5% nach 24 Monaten. Keine Patientin lebte länger als 30 Monate. In Abbildung 1 sind die Überlebenskurven in Abhängigkeit von der applizierten Strahlendosis (30 Gy, mehr als

Tabelle I. Häufigkeit der neurologischen Symptomatik bei Hirnmetastasen des Mammakarzinoms. Mehrere Symptome pro Patient möglich.

Hirndrucksymptome	64
Motorisches Defizit	31
Sensorisches Defizit	13
Aphasie	14
Hirnnervenausfälle	22
Kleinhirnsymptomatik	22

Tabelle II. Klinisch beurteilter Verlauf der neurologischen Symptomatik in Abhängigkeit von der Gesamtstrahlendosis.

	30 Gy (n = 56)	> 30 Gy (n = 34)	Total (n = 90)
Komplette Regression	18/56 (32%)	13/34 (39%)	31/90 (35%)
Unverändert/ partielle Regression	18/56 (32%)	11/34 (32%)	29/90 (32%)
Progredienz	20/56 (36%)	10/34 (29%)	30/90 (33%)

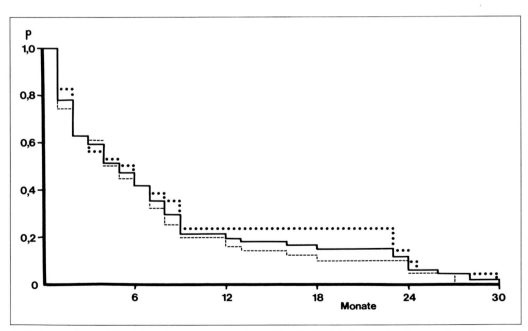

Abbildung 1. Gesamtüberleben (durchgezogene Kurve) in Abhängigkeit von der Strahlendosis (unterbrochene Kurve: 30 Gy, gepunktete Kurve: > 30 Gy) bei Hirnmetastasen des Mammakarzinoms (n = 90).

30 Gy) wiedergegeben. Die medianen Überlebenszeiten betragen in beiden Gruppen vier Monate.

Patientinnen mit solitärer Hirnmetastase hatten eine 1-Jahres-Überlebenswahrscheinlichkeit von 22%, bei multiplen Herden lag dieser Wert bei 17%. Die Überlebenskurven unterscheiden sich statistisch nicht signifikant (Log-rank-Test, p = 0,117).

Innerhalb der Gruppe der Patientinnen mit solitärer Hirnmetastase wurde zwischen Metastasen unter 2 cm und über 2 cm maximalem Durchmesser unterschieden. Patientinnen mit kleinerem Herd lebten maximal 30 Monate, Patientinnen mit größerem Tumor maximal 24 Monate. Die 1-Jahres-Überlebensrate in der Gruppe mit kleiner Metastase betrug 31%, bei Patienten mit größerer Metastase 17%. Die Überlebenskurven unterschieden sich nicht signifikant (Log-rank-Test, p = 0,09). Lediglich vier Patientinnen wiesen eine kleine Solitärmetastase von weniger als 2 cm Durchmesser auf und zugleich eine günstige Konstellation der übrigen Krankheitsparameter. Diese Patientinnen wurden mit Gesamtdosen von 44 bis 50 Gy bestrahlt. Nach einem Jahr lebten noch zwei der vier Kranken, nach 30 Monaten verstarb jedoch die am längsten Überlebende.

Um den Einfluß des Lebensalters bei Auftreten der Hirnmetastasierung zu prüfen, wurde die Überlebenswahrscheinlichkeit für Patientinnen unter 50 Jahre und 50 Jahre und darüber getrennt analysiert. Für die jüngere Gruppe ergibt sich eine 1-Jahres-Überlebensrate von 20%, für die ältere eine Rate von 17,5%. Die *Kaplan-Meier*-Kurven unterscheiden sich nicht signifikant.

Da für die Analyse hinsichtlich des Allgemeinzustandes die einzelnen Gruppen zu klein geworden wären, wurden die Patienten mit günstigem Zustand (Performance-Status 0,1,2) und ungünstigem Zustand (Performance-Status 3,4) jeweils zu einer Gruppe zusammengefaßt. Für die Gruppe mit gutem Allgemeinzustand wurde eine 1-Jahres-Überlebensrate von 25% errechnet, für die Patienten in schlechterem Zustand ein Wert von 13%. Die Überlebenskurven unterschieden sich jedoch nicht signifikant.

Patientinnen mit einem Intervall zwischen Erstdiagnose des Mammakarzinoms und Auftreten der zerebralen Metastase(n) von weniger als 24 Monaten wiesen eine 1-Jahres-Überlebenswahrscheinlichkeit von 10% auf. Bei längerem Intervall stieg diese Rate auf 23%. Dieser Unterschied war jedoch nach zwei Jahren nicht mehr nachweisbar. Die Überlebenskurven unterschieden sich nicht signifikant (Log-rank-Test, p = 0,09).

Diskussion

Das Ziel der perkutanen Strahlentherapie ist die möglichst dauerhafte Beseitigung der durch die Metastasierung ausgelösten neurologischen Störungen. In der überwiegenden Mehrzahl der Patienten liegt neben der zerebralen Manifestation auch eine mehr oder minder ausgedehnte periphere Metastasierung vor, die mit den derzeit zur Verfügung stehenden Mitteln nicht kurativ behandelbar ist. Die Lebensspanne dieser Patienten wird entscheidend durch den Verlauf der peripheren Manifestationen beeinflußt, wenn es gelingt, die zerebralen Metastasen unter Kontrolle zu bringen.

Zur Beurteilung der Wirksamkeit der Bestrahlung von Hirnmetastasen werden üblicherweise die Rückbildung der neurologischen Symptomatik und, da diese Metastasen spontan in kurzer Zeit zum Tode führen, die Verlängerung des Überlebens herangezogen. Bei allen in dieser Serie analysierten Patienten war die Hirnmetastasierung Ursache für eine neurologische Symptomatik. Da nahezu alle Patienten eine im kranialen Computertomogramm nachweisbare Ödemzone um die Metastase(n) aufweisen, wird vielerorts routinemäßig als erster therapeutischer Schritt Dexamethason appliziert. Unter dieser Maßnahme kommt es bereits bei zwei Drittel der Patienten zu einem Rückgang der Symptomatik (11). Man kann daher nicht erwarten, daß sich die Hirnbestrahlung mit unterschiedlichen Gesamtdosen und Fraktionierungen nennenswert auf Häufigkeit und Ausmaß der Rückbildung neurologischer Symptome auswirkt. Die Ansprechquote in der eigenen Studie liegt in der von anderen Autoren mitgeteilten Größenordnung (1, 7, 9, 12, 18, 19) und erweist sich in Übereinstimmung mit den Ergebnissen einer RTOG-Studie (6, 8, 13) unabhängig von der Gesamtstrahlendosis.

Die Tumorregression unter Strahlentherapie hängt entscheidend von der Höhe der Gesamtdosis ab. Mit steigender Dosis nimmt das Risiko eines intrazerebralen Rezidivs ab (4, 7). Ab einer Dosis von 30 (10 × 3 Gy/2 Wochen) bis 40 Gy läßt sich jedoch in randomisierten Studien keine Zunahme der Überlebensraten nachweisen (2). Diesem Ergebnis stehen Beobachtungen gegenüber, die zeigen, daß bei Patienten mit einem günstigen Verlauf der peripheren Tumormanifestation eine höhere Strahlendosis an den intrazerebralen Herden mit verlängertem Überleben einhergeht (7, 14, 16, 17). Ziel der eigenen Untersuchungen war es, diese an kleinen Patientenzahlen gewonnene Erfahrung systematisch und prospektiv zu überprüfen. In der vorliegenden Studie war weder die Gesamtstrahlendosis noch ein patientenimmanenter Einzelparameter prognostisch signifikant. Teilgruppen von Kranken mit mehreren tendenziell günstigen Merkmalen, wie Alter unter 50 Jahre, solitäre Hirnmetastase von weniger als 2 cm Durchmesser, gutem Allgemeinzustand, langem Intervall zwischen primärer Diagnosestellung und Auftreten der Hirnmetastasen, waren zu klein für sinnvolle statistische Analysen. Unsere Ergebnisse stützen nicht die in der Literatur anzutreffende Empfehlung, Patienten mit mutmaßlich günstiger Prognose an ihren Hirnmetastasen höher als andere Patienten zu bestrahlen, mit dem Ziel, die Überlebenszeit zu verbessern.

Falk et al. (6) beobachteten bei 14/33 Fällen eine solitäre Hirnmetastase. In ihrer Serie war dabei die Prognose ungünstiger als bei Patienten mit multipler Metastasierung. Die daraus abgeleitete Empfehlung einer lokalen Dosiserhöhung führte in unserem Krankengut tendenziell zu einem verlängerten Überleben. Grundsätzlich muß aber festgehalten werden, daß die Überlebensspanne sehr vom Verlauf der peripheren Tumormanifestationen abhängt. In den kleinen mitgeteilten Kollektiven ist dieser Verlauf offenbar sehr variabel, was die diskrepanten Ergebnisse möglicherweise erklärt. Der Wert von radikalen, lokal sanierenden Maßnahmen wie Resektion oder höher-dosierte Bestrahlung wird durch die, von Einzelfällen abgesehen, nicht beherrschbare periphere Metastasierung in Frage gestellt. Die ideale Strahlentherapie von Hirnmetastasen verhindert die Progression der Metastasen bis zum Tode aus anderen Ursachen.

Literatur

1 Borgelt B, Gelber L, Kramer S, Brady LW, Chang CH, Davis LW, Perez CA, Hendrickson FR (1980) The palliation of brain metastases: Final results of the first two studies by the radiation therapy oncology group. Int J Radiat Oncol Biol Phys 6: 1–9

2 Borgelt B, Gelber R, Larson M, Hendrickson F, Griffin T, Roth R (1981) Ultrarapid high dose irradiation schedules for the palliation of brain metastases: Final results of the first two studies by the Radiation Therapy Oncology Group. Int Radiat Oncol Biol Phys 7: 1633–1638

3 Cairncross JG, Chernik NL, Kim JH, Posner JB (1979) Sterilization of cerebral metastases by radiation therapy. Neurology 29: 1195–1202

4 Chu FCH, Hilaris BB (1961) Value of radiation therapy in the management of intracranial metastases. Cancer 14: 577–581

5 Di Stephano A, Yap HY, Hortobagyi GN, Blumenschein GR (1979) The natural history of breast cancer patients with brain metastases. Cancer 44: 1913–1918

6 Falk W, Halama JM, Halama J (1985) Radioonkologische Überlegungen zur Therapie von Hirnmetastasen anhand von 140 eigenen Fällen. Strahlentherapie 161: 13–22

7 Flentje M, Kober B, Kohlmann H, Schneider G, Kimmig B (1987) Ergebnisse der Strahlentherapie bei Hirnmetastasen unter Berücksichtigung der Computertomographie. Strahlentherapie, Onkologie 163: 148–153

8 Gelber RH, Larson M, Borgelt BB, Kramer S (1981) Equivalence of radiation schedules for the palliative treatment of brain metastases in patients with favorable prognosis. Cancer 48: 1749–1753

9. Glanzmann Ch, Jutz P, Horst W (1976) Ergebnisse der Strahlentherapie bei Hirnmetastasen (118 Fälle). Strahlentherapie 152: 352–357
10. Kaplan EL, Meier P (1958) Non-parametric estimation from incomplete observations. J Am Stat Assoc 53: 457–481
11. Katz H (1981) The relative effectiveness of radiation therapy, corticosteroids, and surgery in the management of melanoma metastatic to the central nervous system. Int J Radiat Oncol Biol Phys 7: 897–906
12. Kirschberger R, Arndt D, Schmidt C (1983) Ist bei metastatischen Hirntumoren eine Strahlentherapie indiziert? Strahlentherapie 159: 602–605
13. Kurtz JM, Gelber R, Brady LW, Carella RJ, Cooper JS (1981) The palliation of brain metastases in a favorable patient population: A randomized clinical trial by the radiation therapy oncology group. Int J Radiat Oncol Biol Phys 7: 891–895
14. McCann WP, Weir BKA, Elvidge AR (1968) Long-term survival after removal of metastatic malignant melanoma of the brain. J Neurosurg 29: 483–487
15. Paterson AHG, Agawal M, Lees A, Szafran O (1982) Brain metastases in breast cancer patients receiving adjuvant chemotherapy. Cancer 49: 651–654
16. Pezner RD, Lipsett JA, Archambeau JO, Fine RM, Moss WT (1981) High-dose fractionated radiation for select patients with brain metastases. Radiology 40: 479–481
17. Sauer R, Hünig R (1975) Strahlentherapie von Hirnmetastasen. Strahlentherapie 150: 109–120
18. Sauer R, Pruy W (1986) Zur Radiotherapie von Hirnmetastasen. TumorDiagnostik, Therapie 7: 45–51
19. Trovo MG, Minatel E, Veronesi A et al (1982) Radiotherapy of brain metastases: Conventional versus concentrated treatment. Strahlentherapie 158: 20–22
20. WHO Handbook for reporting results of cancer treatment. WHO Offset Publication No. 48, Geneva 1979

Für die Verfasser:
Dr. Th. G. Wendt
Radiologische Klinik der Universität
Klinikum Großhadern
Marchioninistraße 15
D-8000 München 70

IV.
Medikamentöse Behandlungsmaßnahmen

Erfahrungen in der chemotherapeutischen Behandlung des metastasierten Mammakarzinoms

J. C. de Waal[a], F. John, J. Baltzer, H. Lochmüller und J. Zander

I. Frauenklinik der Universität München und
[a] Frauenklinik Dr. Koschade, Dachau

Einleitung

Bei der Behandlung von Patientinnen mit metastasiertem Mammakarzinom steht die hormonelle Behandlung oder die Chemotherapie allein oder in Kombination derzeit im Vordergrund. Die Effektivität dieser Maßnahmen wird dabei unterschiedlich beurteilt (8, 9, 15, 16, 20). In zahlreichen Arbeiten wurde auf unterschiedliche Prognosekriterien hingewiesen (2, 3, 5, 7, 10, 13, 17, 18, 19, 21).

In diesem Beitrag wird über die Erfahrungen einer Chemotherapie von Frauen mit metastasiertem Mammakarzinom aus der I. Frauenklinik der Universität München berichtet. Folgende Fragen sollen beantwortet werden:

1. Welche Remissionsraten bzw. Überlebensraten wurden erzielt?
2. Welche Faktoren beeinflußen die Remissionsraten bzw. die Überlebenszeit?
3. Hat die Remissionsrate Einfluß auf die Überlebenszeit?

Krankengut und Methodik

An der I. Frauenklinik der Universität München kommt bei Patientinnen mit metastasiertem Mammakarzinom das folgende Behandlungsschema zum Einsatz: Bei High-risk-Patientinnen wird zunächst eine Kombinationsbehandlung mit AC/EC vorgenommen. Als Second-line-Therapie erfolgt die Behandlung mit CMF. Bei Patientinnen mit Low-risk-Tumoren erfolgt zunächst die hormonelle Behandlung und zwar in der Reihenfolge: Tamoxifen, Aminoglutethimid, Progesteronderivate.

Im Behandlungszeitraum von 1973–1979 wurden mit der genannten Chemotherapie 3- bzw. 5-Jahres-Überlebensraten von 21,6% bzw. 7,2% erzielt. Für den Zeitraum 1980–1985 lagen die 3- bzw. 5-Jahres-Überlebensraten bei 39,1% bzw. 12,0%. Nachdem ein direkter Vergleich dieser Zeiträume nicht möglich ist, werden für die in der Einleitung angesprochenen Fragen nur Patientinnen berücksichtigt, die sich aus dem zweiten Zeitraum rekrutieren.

Zwischen 1980–1985 wurden 165 Patientinnen mit einem metastasierten Mammakarzinom behandelt. Bei 16 Patientinnen (9,7%) war eine Auswertung wegen Therapieabbruch oder frühem Tod nicht möglich. Zwei Patientinnen haben sich der weiteren Beobachtung entzogen, so daß der Krankheitsverlauf bei 147 Patientinnen auswertbar ist.

In Tabelle I sind die Charakteristika dieser Patientinnen zusammengestellt. 38,8% hatten lokale Rezidive, 65,3% ossäre und 42,2% viszerale Metastasen.

Tabelle I. Charakteristika der Patientinnen (n = 147).

Durchschnittsalter	56 (32–80) J
Postmenopausal	74,6%
Ablatio + LN	94,6%
Radiatio p.o.	80,3%
Adj. Horm-Rp	19,7%
Adj. Chem-Rp	11,6%
Krankheitsfreies Intervall (< 24 Mo)	59,2%

Bezüglich des Metastasierungsmusters wiesen 58,5% eine Lokalisation, 29,3% zwei Lokalisationen und 12,2% mehr als drei Lokalisationen auf.

Die Chemotherapie wurde wie folgt verabreicht:

AC: alle drei bis vier Wochen
    Tag 1   50 mg/m^2 i.v. Adriamycin
    Tag 2 bis 8 150 mg/m^2 p.o. Cyclophosphamid

EC: alle drei bis vier Wochen
    Tag 1   50 mg/m^2 i.v. Epirubicin
    Tag 2 bis 6 150 mg/m^2 p.o. Cyclophosphamid

CMF: alle vier Wochen
    Tag 1 bis 14 100 mg/m p.o. Cyclophosphamid
    Tag 1 und 8   40 mg/m i.v. Methotrexat
    Tag 1 und 8 600 mg/m i.v. 5-Fluorouracil

Bis 1985 wurde vorwiegend das AC-Schema eingesetzt. Seit 1985 wurde wegen geringerer Nebenwirkungen und gleicher zytostatischer Wirksamkeit Adriamycin durch Epirubicin ersetzt.

Die Abhängigkeit der Ansprechraten auf die eingeleitete Chemotherapie von den verschiedenen Prognosefaktoren wurde mit Hilfe des Chi-Quadrat-Tests überprüft. Die »Actuarialmethod (Life-table)« diente zur Berechnung von Überlebensraten, ein Vergleich dieser Überlebenszeiten erfolgte mittels des z-Tests (1, 6).

Ergebnisse

138 Patientinnen (94%) hatten ein duktales Mammakarzinom. Bei fünf Patientinnen lagen seltenere Karzinomtypen (Paget-Karzinom, lobuläres Karzinom, inflammatorisches Karzinom) vor. Bei vier Patientinnen war eine exakte histologische Zuordnung des Karzinomtyps nicht möglich.

20 Patientinnen (14%) hatten ein bilaterales Karzinom. In 14 Fällen war anamnestisch eine belastende Familienanamnese bekannt (Mutter, Tante, Großmutter und/oder Cousine).

In 70% der Fälle (102 Patientinnen) war der Rezeptorstatus nicht bekannt. Es handelte sich vornehmlich um Patientinnen, die vor der Einführung der Rezeptoranalyse operiert wurden.

Bei 24 Patientinnen (16,3%) lag ein rezeptorpositives, bei 21 Patientinnen (13,7%) ein rezeptornegatives Karzinom vor.

Als Primärtherapie wurde bei 139 Patientinnen (95%) die Ablatio mammae mit Ausräumung der axillären Lymphknoten vorgenommen. Eine zusätzliche radiologische Behandlung erfolgte bei 118 Frauen (80%). 18 Patientinnen (12%) erhielten eine adjuvante Chemotherapie (CMF 15mal, AC/EC 3mal).

Bei 87 Patientinnen (59%) trat die Metastasierung innerhalb von 24 Monaten nach Abschluß der Primärbehandlung auf. Auffallend war, daß 14 Frauen (9,5%) schon zum Zeitpunkt der Primärbehandlung Metastasen aufwiesen. Das längste metastasenfreie Intervall betrug 420 Monate, der Medianwert lag bei 19 Monaten. Faßt man die verschiedenen Therapien (AC, EC, CMF) zusammen, ist bei den 147 Patientinnen das folgende Verteilungsmuster der möglichen Remissionsraten zu ermitteln:

– Komplette Remission (CR) 12,2%
– Partielle Remission (PR)   17,7%
– Stillstand (NC)   45,6%
– Progression (PD)   24,5%

Die mediane Überlebenszeit betrug 19 Monate. Für die Faktoren Alter und Menopausenstatus der Patientin sowie Manifestation ossärer Metastasen und alleiniger lokaler Metastasierung ergab sich ein signifikanter Einfluß auf die Remissionsrate ($p < 0,05$). Bei Patientinnen unter 50 Jahren und bei Frauen in der Prämenopause lag eine höhere Wahrscheinlichkeit einer kompletten oder partiellen Remission vor als bei älteren, postmenopausalen Patientinnen, bei denen vermehrt ein No-change-Verhalten registriert wurde.

Patientinnen ohne ossäre Metastasen kamen unter Chemotherapie eher zu einer kompletten oder partiellen Remission als Frauen mit ossärer Metastasierung, bei denen vermehrt ein No-change-Zustand zu registrieren war.

Lagen nur lokale Rezidive vor, konnte signifikant häufiger eine partielle bzw. komplette Remission erzielt werden.

Die Faktoren adjuvante Chemotherapie, Rezeptorstatus, krankheitsfreies Intervall, Metastasenkombinationen, Prognoseindizes nach *Wander* bzw. *Possinger* und Chemotherapiedosis bzw. Chemotherapieintervall hatten keinen Einfluß auf die Remissionsraten.

Tabelle II zeigt die Überlebensraten ab Chemotherapiebeginn.

Ein signifikanter Unterschied in den 3-Jahres-Überlebensraten wurde bei den Patientinnen hinsichtlich der Metastasenausdehnung (geringe Metastasierung erhöht die Überlebensrate) und der Manifestation viszeraler Metastasen (Überlebensrate niedriger bei Existenz viszeraler Metastasen) beobachtet.

Bei Auswertung der 5-Jahres-Überlebensraten hatten Frauen in der Prämenopause einen signifikant höheren Anteil (Tabelle III) an den 5-Jahres-Überlebensraten.

Alle anderen Faktoren (krankheitsfreies Intervall, Alter bei Beginn der Chemotherapie, lokale Rezidive, ossäre Metastasen, Chemotherapiedosis) ließen keinen statistisch belegbaren Unterschied in den Überlebensraten der behandelten Patientinnen erkennen.

Entsprechend der Einteilung von Patientinnen nach Prognosegruppen, wobei Faktoren verknüpft werden, die den Krankheitsverlauf von Patientinnen mit metastasiertem Mammakarzinom beeinflussen, wurde der Krankheitsverlauf nach zwei Prognosegruppen untersucht:

1. Prognosegruppe nach *Nagel* und *Wander* (1981): Hierbei werden Rezeptorstatus, Metastasierungstyp, Tumorwachstum, Histologie, Länge des krankheitsfreien Intervalls, Menopausenstatus, Allgemeinzustand, Laborwerte, Familienanamnese und Vorbehandlung berücksichtigt.

38 Patientinnen hatten nach diesem Score eine günstige, 109 Frauen eine ungünstige Prognose.

2. Prognoseeinstufung nach *Possinger* und *Willmans* (1986): Hierbei dienen die Metastasenlokalisation, die Länge des krankheitsfreien Intervalles und der Rezeptorstatus als Kriterium zur Einteilung der Patientinnen mittels eines Punkteschemas.

72 Patientinnen wiesen nach diesem Punkteschema eine günstige Prognose (low-risk), 75 Frauen eine ungünstige Prognose (high-risk) auf.

Die Überlebensraten sind im ersten und dritten Jahr nach Chemotherapie für Patientinnen mit günstigen Prognosekriterien besser, die 5-Jahres-Überlebensraten zeigen jedoch statistisch keinen belegbaren Unterschied (Tabelle IV).

Schlußfolgerungen

Die vorliegende Auswertung der Behandlungsdaten von Frauen mit metastasiertem Mam-

Tabelle II. Überlebensraten ab Chemotherapiebeginn.

	1. Jahr	3. Jahr	5. Jahr
Alle Patientinnen	81,6%	39,1%	12,0%
nur CR/PR	93,0%	51,7%	22,7%
nur NC	87,0%	42,9%	8,3%
nur PD	54,3%	15,0%	0,0%

Tabelle III. Faktoren mit Einfluß auf die 3- bzw. 5-Jahres-Überlebensraten (%).

	3-J.-Ü.	5-J.-Ü.
Prämenopause	37,2%	37,2%
Postmenopause	38,0%	8,1%
Lok. Zahl 1	41,2%	17,4%
Lok. Zahl 2	41,8%	4,4%
Lok. Zahl > 3	21,7%	0,0%
Visz. Metast. ja	25,3%	11,3%
Visz. Metast. nein	77,5%	11,8%

Tabelle IV. Prognosekriterien und Überlebensraten.

	1-J.-Ü.	3-J.-Ü.	5-J.-Ü.
Wander-günstig	91,8%	45,5%	14,1%
Wander-ungünstig	69,5%	36,4%	11,2%
Possinger-low-risk	91,2%	51,2%	11,4%
Possinger-high-risk	70,6%	26,4%	12,0%

makarzinom zeigt, daß eine Verlängerung der Überlebenszeit für Patientinnen mit partieller oder kompletter Remission fraglich bleibt. Die Erfolge einer Chemotherapie des metastasierten Mammakarzinoms liegen somit vorwiegend im palliativen Bereich (8, 11). Die Linderung des Tumorleidens muß im Vordergrund stehen. Es sollte deshalb versucht werden, das Leben der Patientinnen durch die Chemotherapie qualitativ zu verbessern oder zumindest auf dem Stande zum Zeitpunkt des Chemotherapiebeginns zu halten. Bemühungen um eine rein quantitative Lebensverlängerung ohne Berücksichtigung der Lebensqualität sind nicht gerechtfertigt.

Die vorliegenden Behandlungsergebnisse sowie die Bewertung der neueren Literatur lassen folgendes Behandlungskonzept sinnvoll erscheinen: Beginn einer intensiven Chemotherapie bei Erstmanifestation von Metastasen. Wird durch die begonnene Chemotherapie innerhalb weniger Zyklen keine Remission (CR/PR) erreicht, sollte die begonnene aggressive Chemotherapie abgebrochen werden und auf eine weniger eingreifende Behandlung zurückgegriffen werden. Bei rascher Progression ist der Nutzen jeglicher Chemotherapie in Frage zu stellen. In Anlehnung an *Oye* und *Shapiro* (1984), *Wander* (1986), *Brunner* (1986) sind in Zukunft sorgfältig geplante Studien hinsichtlich der Therapie von Patientinnen mit metastasiertem Mammakarzinom wünschenswert. Bei der Therapieplanung sollte besonderer Wert auf die Zusammensetzung der Patientinnengruppen hinsichtlich bereits prognostisch erwiesener Tumorkriterien gelegt werden, um verallgemeinernde falsche Schlüsse zu vermeiden.

Literatur

1. Beahrs OH, Myers MH (1983) Manual for Staging of Cancer. J.B. Lippincott Co, Philadelphia, pp 3–21, 127–133
2. Bedwinek JK et al (1981) Prognostic indicators in patients with isolated local-regional recurrence of breastcancer. Cancer 47: 2232–2235
3. Brunner KW (1983) Stand der Chemotherapie beim metastasierten Mammakarzinom. In: Akt Onkol 8. W. Zuckschwerdt, München Bern Wien, pp 197–216
4. Brunner KW (1986) Problematik randomisierter Studien zur Definition optimaler Therapien beim metastasierten Mammakarzinom. In: Nagel GA (ed) Mammakarzinome – Neue Perspektiven experimenteller und klinischer Forschung. Springer, Berlin Heidelberg
5. Cutler SJ et al (1969) Further observations on prognostic factors in cancer of the female breast. Cancer 24: 653–667
6. Feinstein AR (1985) Clinical Epidemiology – The Architecture of Clinical Research. W.B. Saunders, pp 311–347, 531–537
7. Henderson BE et al (1984) Epidemiology and risk factors. In: Bonadonna (ed) Breast Cancer: Diagnosis and Management. John Wiley, pp 15–33
8. Lochmüller H (1986) Zur Chemotherapie des metastasierten Mammakarzinoms. Krankenhausarzt 59: 714–722
9. Nagel GA (1978) Behandlung des metastasierten Mammakarzinoms. In: Adriamycin 2. Kehrer, Freiburg, pp 111–130
10. Nagel GA, Wander HE (1981) Metastasierende Mammakarzinome. Dt Ärztebl 9: 399–402
11. Nagel GA, Wander HE (1986) Verantwortliche Risiken bei der Wahl der palliativen Chemotherapie. Onkologie 9: 225–230
12. Oye RK, Shapiro MF (1984) Reporting results from chemotherapy trials. JAMA 252: 2722–2725
13. Possinger K, Wilmanns W (1986) AIO-Studien zur Behandlung des metastasierten Mammakarzinoms. In: Nagel GA (ed) Mammakarzinome – Neue Perspektiven experimenteller und klinischer Therapieforschung. Springer, Berlin, pp 85–91
14. Possinger K (1986) Mammakarzinom. In: Huhn D (ed) Zytostatikatherapie maligner Erkrankungen. Gustav Fischer, Stuttgart, pp 196–224
15. Robustelli Della Cuna G et al (1982) Chemotherapy of advanced breast cancer. In: Chemotherapy and Hormonal Treatment of Advanced Breast Cancer, pp 11–21
16. Ross MB et al (1985) Improved survival of patients with metastatic breast cancer receiving combination chemotherapy. Cancer 55: 341–346

17. Rozencweig M, Heuson JC (1975) Breast cancer: prognostic factors and clinical evaluation. In: Staquet MJ (ed) Cancer Therapy Prognostic Factors and Criteria of Response. Raven Press, pp 139–183
18. Swenerton KD et al (1979) Prognostic factors in metastatic breast cancer treated with combination chemotherapy. Cancer Res 39: 1552–1562
19. Vorherr H (1980) Breast Cancer – Epidemiology, Endocrinology, Biochemistry and Pathobiology. Urban und Schwarzenberg, München
20. Waller HD (1982) Chemotherapie beim Mammakarzinom. In: Das Mammakarzinom, klinisch-radiologisches Seminar 12. Thieme, Stuttgart, pp 107–116
21. Wander HE (1986) Prognosefaktoren beim metastasierten Mammakarzinom. In: Nagel GA (ed) Mammakarzinome – Neue Perspektiven experimenteller und klinischer Forschung. Springer, Berlin

Für die Verfasser:
Dr. J.C. de Waal
Frauenklinik Dr. Koschade
Praxis: Ernst-Reuter-Platz 2
D-8060 Dachau

Individuelle Behandlungsführung bei Patientinnen mit metastasiertem Mammakarzinom

K. Possinger[a,b] H. Wagner[a] und W. Wilmanns[a,b]

[a] Institut für Klinische Hämatologie der Gesellschaft für Strahlen- und Umweltforschung (GSF), München, und
[b] Medizinische Klinik III der Universität München, Klinikum Großhadern

Ausgangssituation

Bei Patientinnen mit metastasiertem Mammakarzinom ist derzeit keine kurative Behandlung möglich. Es muß deshalb bei jeder Patientin während des gesamten Krankheitsverlaufs immer wieder neu abgewogen werden, ob das Allgemeinbefinden durch therapiebedingte Nebenwirkungen mehr beeinträchtigt als durch eine mögliche Tumorlastredukion gebessert wird. Die meßtechnische Abnahme der Tumorgröße ist selbstverständlich für die Patientinnen nur dann von Bedeutung, wenn sie gleichzeitig mit vermehrter körperlicher Leistungsfähigkeit, besserem subjektivem Befinden und eventuell mit verlängerter Überlebenszeit einhergeht.

Gerade beim Mammakarzinom ist die außerordentliche Vielfalt der Krankheitsverläufe bekannt. Eine geplante Abfolge verschiedener hormoneller und zytostatischer Therapieschritte findet sich allerdings sehr selten. Zwar wird häufig die Forderung erhoben, Art und Intensität der Behandlung der Prognose und dem Krankheitszustand der Patienten anzupassen, doch finden sich in der Literatur nur sehr spärlich Hinweise auf Ergebnisse solcher Therapieführung.

Aus diesem Grund überprüften wir die Behandlungsergebnisse von Patientinnen mit metastasiertem Mammakarzinom, die während der letzten Jahre, entsprechend den Richtlinien des Tumorzentrums München, an unserer Klinik behandelt worden waren. Unser Augenmerk richteten wir insbesondere auf den Zusammenhang zwischen Prognose und Überlebenszeit sowie auf die Überlebenszeit und den Erfolg der ersten Polychemotherapie.

Prognoseorientierte Behandlungsführung

Die Behandlungsführung richtete sich nach dem Vorliegen günstiger oder ungünstiger Prognosefaktoren:

Als günstig wurde ein krankheitsfreies Intervall von mehr als zwei Jahren, eine primäre Meta-

Tabelle I. Prognosebewertungsskala.

Prognosefaktoren	Punkte
Metastasierungsort	
Haut, Weichteile	je 1
Skelett, Erguß	je 1
Lunge: Rundherde	
einzelne	3
multipel	5
Lymphangiosis	6
Leber	6
Knochenmark	4
Rezeptorstatus	
positiv	1
unbekannt	2
negativ	3
Rezidivfreiheit	
> 2 Jahre	1
< 2 Jahre	3

Prognose günstig: < 7 Punkte;
Prognose ungünstig: ≥ 7 Punkte

stasierung in Haut, Weichteile oder Knochen, ein positiver oder unbekannter Hormonrezeptorstatus sowie ein guter Allgemeinzustand bewertet; als prognostisch ungünstig wurde ein kurzes rezidivfreies Intervall, eine Metastasierung in Leber, Lunge oder Zerebrum, ein negativer Hormonrezeptorstatus sowie ein schlechter Allgemeinzustand eingestuft.

Um eine einfache, insbesondere aber jederzeit reproduzierbare Zuordnung der Patientinnen zur Gruppe mit günstigen oder ungünstigen Prognosekriterien zu ermöglichen, entwickelten wir einen Prognosescore, der eine Wichtung der Prognosefaktoren beinhaltete. Die Wichtung basierte sowohl auf klinischer Erfahrung, als auch auf Überlebenszeitanalysen von Patientinnen mit unterschiedlichem, primärem Metastasierungsmuster.

Aus Praktikabilitätsgründen wählten wir aus der Fülle der in der Literatur berichteten Prognosefaktoren die Lokalisation der Metastasen, die Anzahl infiltrierter Organe, die Dauer des krankheitsfreien Intervalls und den Hormonrezeptorstatus (Tabelle I). Patientinnen mit weniger als sieben »Score«-Punkten wurden der Gruppe mit günstiger Prognose, mit sieben und mehr Punkten der mit ungünstiger Prognose zugeordnet.

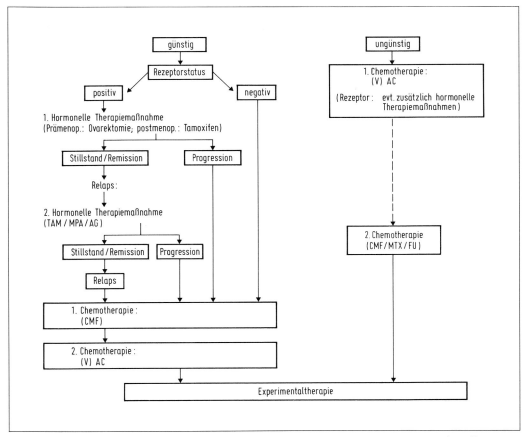

Abbildung 1. Therapiestrategie entsprechend dem Vorhandensein günstiger und ungünstiger Prognosekriterien.

Therapiestrategie

Bei *günstiger* Prognose (Abbildung 1) und positivem oder unbekanntem Hormonrezeptorstatus wurde zunächst eine Hormontherapie durchgeführt:

Prämenopausale Patientinnen wurden oophorektomiert und nach Ansprechen auf diese Behandlungsmaßnahme bei erneuter Tumorprogression mit Tamoxifen behandelt;
postmenopausale Patientinnen erhielten primär Tamoxifen und als Folgetherapie Medroxyprogesteronazetat (MPA).
Patientinnen mit günstiger Prognose und negativem Hormonrezeptorstatus erhielten ebenso wie Patientinnen mit Tumorprogression nach Ausschöpfung hormoneller Therapiemaßnahmen eine Kombinationschemotherapie mit Cyclophosphamid, Methotrexat und 5-Fluorouracil (CMF). Bei Versagen dieser Therapiemaßnahme wurde neuerlich eine Kombinationschemotherapie, diesmal mit Vincristin, Adriamycin und Cyclophosphamid (VAC) durchgeführt.

Patientinnen mit *ungünstiger* Prognose wurden primär mit VAC behandelt, wobei dem Rezeptorstatus nur insoweit Rechnung getragen wurde, als bei prämenopausalen, rezeptorpositiven Patientinnen zusätzlich die Ovarialfunktion ausgeschaltet wurde. Bei Tumorprogression oder Relaps wurde als zytostatische Folgetherapie CMF verabreicht.

Ergebnisse

Bei 475 von 501 Patientinnen mit histologisch gesichertem, metastasiertem Mammakarzinom konnten die Krankheitsverläufe analysiert und der Erfolg der systemischen Therapiemaßnahmen ermittelt werden. Die mediane Beobachtungszeit liegt jetzt bei 6,5 Jahren.

Prognosegruppe und Überlebenszeit

Den prädiktiven Wert unseres Prognosescores zeigte die Analyse der Überlebenszeit der Patientinnen, die zum Zeitpunkt des ersten Auftretens von Fernmetastasen entweder der Gruppe mit günstiger oder mit ungünstiger Prognose zugeordnet worden waren. Die Überlebenszeiten unterschieden sich signifikant ($p<0,05$) voneinander. Patientinnen mit günstiger Prognose (n = 236) überlebten im Median 24 Monate, Patientinnen mit ungünstiger Prognose (n = 238) nur 15 Monate (Abbildung 2).

Chemotherapieerfolg und Überlebenszeit

Die Zuordnung des Erfolgs (UICC-Kriterien) der ersten Chemotherapie zur Überlebenszeit unterschied sich in beiden Prognosegruppen erheblich.
Bei Patientinnen mit *günstiger* Prognose überlebten Patientinnen (n = 18), die eine komplette Tumorremission erreicht hatten, am längsten (m = 37,5 Monate); die Überlebenszeiten aller

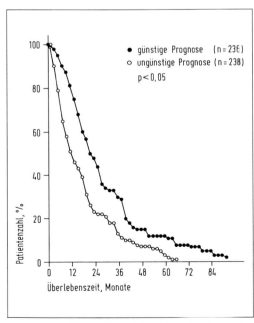

Abbildung 2. Überlebenszeit in Abhängigkeit von der Prognose.

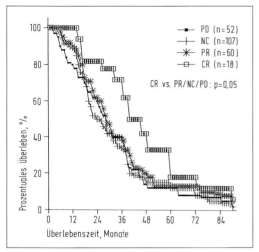
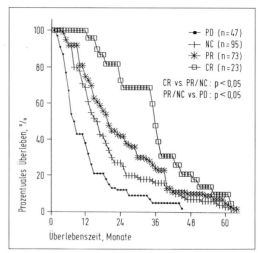

Abbildung 3. Überlebenszeit von Patientinnen mit günstiger Prognose.

Abbildung 4. Überlebenszeit von Patientinnen mit ungünstiger Prognose.

anderen Patientinnen war etwas kürzer, doch spielte der Grad des Ansprechens der Therapie keine Rolle mehr: unabhängig davon, ob eine partielle Remission (n = 60, m = 26 Monate), ein Wachstumsstillstand (n = 107, m = 23 Monate) oder gar eine Tumorprogression (n = 52, m = 24 Monate) aufgetreten war, überlebten alle Patientinnen gleich lang (Abbildung 3)!

Anders bei Patientinnen mit *ungünstiger* Prognose (Abbildung 4); hier lebten jene Patientinnen, bei denen durch die Chemotherapie ein Tumorwachstumsstillstand (n = 95, m = 16 Monate) oder eine objektive Remission (n = 73, m = 18 Monate) erreicht werden konnte, signifikant länger (p = 0,001) als Patientinnen mit Tumorprogression (n = 47, m = 8 Monate); am längsten wiederum lebten Patientinnen mit kompletter Remission (n = 23, m = 33 Monate).

Analyse der Behandlungsergebnisse

Bei der Analyse dieser Behandlungsergebnisse mußten wir feststellen, daß wir die Mehrheit der Patientinnen mit günstiger Prognose überbehandelt hatten: nur für die wenigen Patientinnen mit kompletter Tumorremission hatte sich der Therapieerfolg möglicherweise in einer Überlebenszeitverlängerung niedergeschlagen; alle anderen Patientinnen überlebten etwas kürzer, unabhängig davon, ob die erste Polychemotherapie eine partielle Remission oder einen Tumorwachstumsstillstand erbracht hatte, oder ob das Tumorwachstum gar progredient war; die tumorbedingten Beschwerden waren bei diesen Patientinnen zu Behandlungsbeginn, verglichen mit den Patientinnen mit ungünstiger Prognose, wesentlich geringer und konnten durch zusätzliche Bestrahlung von schmerzhaften Arealen (z. B. Knochenfiliae) rasch gebessert werden.

Der Einsatz der nebenwirkungsbeladenen Polychemotherapie dürfte somit nur bei einer kleinen Minderheit von Patientinnen eine entscheidende Lebensqualitätsverbesserung erbracht haben!

Anders bei der Gruppe der Patientinnen mit ungünstiger Prognose: hier führte die Polychemotherapie durch Linderung ausgeprägter tumorbedingter Beschwerden (z. B. Mattigkeit bei Lebermetastasen, Atemnot bei Lymphangiosis carcinomatosa der Lunge) bei der Mehrheit der Patientinnen zu einer Besserung des Allgemeinbefindens.

Analyse von Fremddaten

Da bei unserer Untersuchung sämtliche Patientinnen erfaßt worden waren, die wegen eines metastasierten Geschehens einer Hormon- oder Chemotherapie zugeführt wurden und bei deren Aufnahme in die Studie keine strikten Studienkriterien, wie z. B. Alter < 70 Jahre, uneingeschränkte Nieren- oder Leberfunktion etc., angelegt wurden, beurteilten wir unsere Ergebnisse zunächst sehr skeptisch und suchten nach Möglichkeiten, sie an einem fremden Patientengut, das entsprechend spezifischer Studienkriterien prospektiv behandelt wurde, zu überprüfen.

Erfreulicherweise erhielten wir die Möglichkeit, die Zuordnung zwischen Prognosegruppe, Chemotherapieerfolg und Überlebenszeit an Hand von Daten einer amerikanischen Studie berechnen zu lassen; in dieser Studie wurde die Wirksamkeit zweier verschiedener Polychemotherapien (Cyclophosphamid + Adriamycin + 5-Fluorouracil versus Cyclophosphamid + Mitoxantron + 5-Fluorouracil) in randomisierter Weise miteinander verglichen (1).

Obwohl in dieser Studie die Patientencharakteristika, wie z. B. das Alter der Patientinnen, die Anzahl der Metastasierungsorte, die Metastasenlokalisation und der körperliche Leistungsindex, in beiden Therapiearmen statistisch ausgewogen waren und sich die Überlebenszeiten unter beiden Chemotherapieformen auch nicht von einander unterschieden (Abbildung 5), war es möglich, mit unserem Prognosescore zwei Patientinnengruppen abzugrenzen, deren Überlebenszeiten signifikant unterschiedlich waren (Abbildung 6).

Patientinnen, die auf Grund ihrer Scorewerte einer günstigen Prognose zugeordnet worden waren, überlebten im Median 22 Monate, Patientinnen mit ungünstiger Prognose hingegen nur 13 Monate!

Die Zuordnung des Erfolgs der Chemotherapie zur Überlebenszeit erbrachte die gleichen Ergebnisse wie bei unserer Untersuchung (2).

Bei Patientinnen mit günstiger Prognose fand sich wiederum kein enger Zusammenhang zwischen therapeutischer Effektivität und Überlebenszeit (Abbildung 7), während Patientinnen mit ungünstiger Prognose signifikant länger überlebten, wenn sie unter Chemotherapie eine Remission oder einen Tumorwachstumsstillstand erreicht hatten (Abbildung 8).

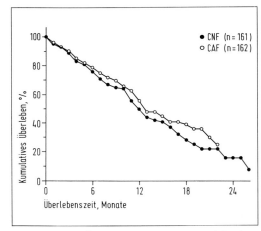

Abbildung 5. Überlebenszeit ab Therapiebeginn: CNF vs. CAF.

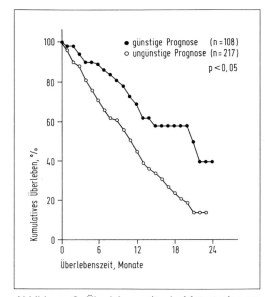

Abbildung 6. Überlebenszeit ab Metastasierung; CNF vs. CAF: Prognoseabhängigkeit.

Zukunftsperspektiven

Um in naher Zukunft eine individuellere, der Krankheitssituation der Patientinnen angepaßtere Therapieführung zu ermöglichen, werden wir in einer überregionalen Studie unser bisheriges Vorgehen mit folgender Behandlungssequenz vergleichen:

Bei Vorliegen isolierter, nicht-viszeraler Metastasen sollen zunächst nur lokale Maßnahmen (Operation, Bestrahlung) eingesetzt werden.

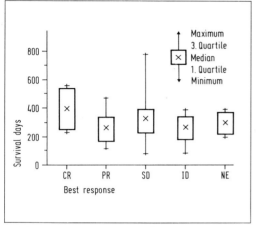
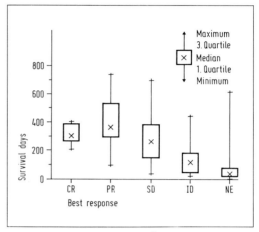

Abbildung 7. Zuordnung der Überlebenszeit (Tage) zum Erfolg der primären zytostatischen Therapie bei Patientinnen mit günstigen Prognosekriterien.
CR = Vollremission; PR = Teilremission; SD = Wachstumsstillstand; PD = Progression; NE = nicht auswertbar.

Abbildung 8. Zuordnung der Überlebenszeit (Tage) zum Erfolg der primären zytostatischen Therapie bei Patientinnen mit ungünstigen Prognosekriterien.
CR = Vollremission; PR = Teilremission; SD = Wachstumsstillstand; PD = Progression; NE = nicht auswertbar.

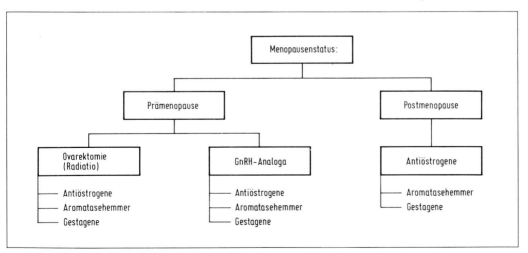

Abbildung 9. Hormontherapie bei günstiger Prognose und pos./unbek. Rezeptorstatus.

Erst nach Ausschöpfung dieser Behandlungsmöglichkeiten sollen systemische Therapiemaßnahmen angewandt werden.

Günstige Prognose

Bei prämenopausalen Patientinnen mit *günstiger Prognose und positivem oder unbekanntem Hormonrezeptorstatus* soll eine Supprimierung der Östrogenproduktion auf postmenopausale Werte durch Ovarektomie (Radiomenolyse) oder Gonadotropin-releasing-Hormon-Analoga herbeigeführt werden, postmenopausale Patientinnen sollen als erste hormonelle Behandlungsmaßnahme Antiöstrogene erhalten.

Schreitet nach anfänglichem Ansprechen des Tumorwachstums die Erkrankung fort und liegen bei Progression keine Lebermetastasen und keine Lymphangiosis carcinomatosa der Lunge vor, so wird erneut eine Hormontherapie (Aromatasehemmer oder – bei raschem Verlauf – Medroxyprogesteronazetat) verabreicht (Abbildung 9).

Nach Ausschöpfung der hormonellen Therapiemöglichkeiten werden diese Patientinnen ebenso wie Patientinnen mit *günstigen Prognosekriterien, aber negativem Hormonrezeptorstatus* zytostatisch behandelt.

Hierbei wird das konventionelle Vorgehen – primärer Einsatz der Polychemotherapie (CMF – AC – Experimentaltherapie) – mit einer »eskalierenden« Vorgehensweise (Monochemotherapie – zytostatische 2er-Kombination – zytostatische 3er-Kombination) verglichen (Abbildung 10). Diese Vorgehensweise erscheint vernünftig, da bei dieser Patientinnengruppe frühzeitig verabreichte Polychemotherapien die Überlebenszeit nicht zu verlängern scheinen und häufig auch keine Notwendigkeit besteht, tumorbedingte Beschwerden durch eine intensive Polychemotherapie rasch bessern zu müssen.

Ungünstige Prognose

Patientinnen mit ungünstiger Prognose und Metastasierung ins Skelettsystem werden wie bisher bereits primär einer zytostatischen Kombinationschemotherapie zugeführt (Abbildung 11). Kommt es trotz dieser Behandlung zu einem weiteren Fortschreiten der Erkrankung, soll als

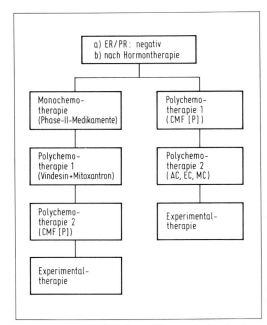

Abbildung 10. Behandlungsführung bei günstiger Prognose (< 7 Punkte).

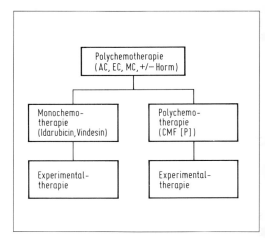

Abbildung 11. Behandlungsführung bei ungünstiger Prognose mit Skelettmetastasierung.

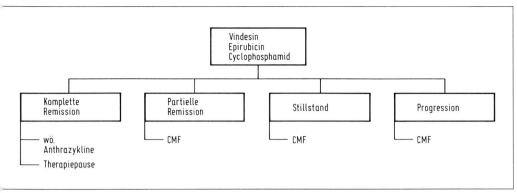

Abbildung 12. Behandlungsführung bei ungünstiger Prognose: keine Skelettfiliae.

zweiter zytostatischer Behandlungsschritt eine wenig belastende Monotherapie mit der konventionellen Polychemotherapie verglichen werden. Um die belastenden Nebenwirkungen der zytostatischen Therapie für die Patientinnen möglichst gering zu halten, soll die Chemotherapie nach Eintritt einer Vollremission sofort und bei partieller Remission oder Tumorwachstumsstillstand nach mindestens 1/2jähriger Behandlung bis zum erneuten Fortschreiten der Erkrankung unterbrochen werden.

Jüngere Patientinnen mit *ungünstiger Prognose und ohne Knochenmetastasen* werden einer kurzfristigen, besonders intensiven Induktionschemotherapie (ViEC-Schema, Abbildung 12) zugeführt, da hierdurch gerade bei dieser Patientinnengruppe hohe komplette Remissionsraten erzielt werden können, ohne die Patientinnen durch ausgeprägte oder lange anhaltende Knochenmarkssuppression zu gefährden.

Zusammenfassung

Die Behandlungsergebnisse bei Patientinnen mit metastasierten Mammakarzinomen können gegenwärtig nicht befriedigen: Heilungen sind nicht mehr möglich, Überlebenszeitverlängerungen auf spezielle Patientinnengruppen beschränkt; die überwiegende Mehrheit der Patientinnen stirbt innerhalb von drei bis vier Jahren nach dem Auftreten von Fernmetastasen. Trotz des Versuchs einer prognoseorientierten Behandlungsführung scheint die bisherige Therapie bei Patientinnen mit günstiger Prognose immer noch zu aggressiv zu sein, während bei Patientinnen mit ungünstiger Prognose und fehlender Knochenmarksmetastasierung die Behandlung noch intensiver gestaltet werden sollte, um einen hohen Prozentsatz an kompletten Remissionen, der sich bei dieser Patientinnengruppe in einer Überlebenszeitverlängerung niederschlägt, zu erzielen. Die gezielte prognoseorientierte Therapieführung ist ein Weg, den Patientinnen mit metastasiertem Mammakarzinom hohe körperliche Leistungsfähigkeit lange Zeit zu erhalten und gleichzeitig die Chance auf eine längere Überlebenszeit zu wahren. Durch Verwendung unseres Prognosescores ist eine Unterscheidung von Patientinnen mit günstiger Prognose und langsamem Krankheitsverlauf und von Patientinnen mit ungünstiger Prognose möglich.

Literatur beim Verfasser.

Für die Verfasser:
Priv.-Doz. Dr. K. Possinger
Medizinische Klinik III der
Universität
Klinikum Großhadern
Marchioninistraße 15
D-8000 München 70

Ergebnisse der Gestagentherapie bei Patientinnen mit metastasiertem Mammakarzinom

H. Wagner[a], K. Possinger[a,b] und A. Müller[a]

[a] Medizinische Klinik III der Universität München, Klinikum Großhadern, und
[b] Institut für Klinische Hämatologie der Gesellschaft für Umwelt- und Strahlenforschung, München

Die bisherigen Behandlungsversuche haben bestätigt, daß das metastasierte Mammakarzinom derzeit nicht heilbar ist. Jede therapeutische Maßnahme kann daher nur palliativ sein, auch wenn die vorübergehend erreichten Remissionen beeindruckend sind. Daher ist die Effizienz der Behandlung und die dadurch erfolgte Einschränkung der Lebensqualität der Patienten gegeneinander abzuwägen. Unter diesem Aspekt gewinnen derzeit die nebenwirkungsarmen hormonellen Therapien wieder zunehmend an Bedeutung.

Eigene Untersuchungen zeigten, daß Patientinnen mit günstigen Prognosefaktoren unter nebenwirkungsarmen hormonellen Therapien keinen schlechteren Krankheitsverlauf aufwiesen als Patientinnen mit gleichen Voraussetzungen, die mit nebenwirkungsreichen zytostatischen Chemotherapien behandelt wurden. Die Überlebenszeiten beider Gruppen waren gleich. Aus dieser Erkenntnis heraus haben wir an unserer Klinik drei Therapiestudien mit Medroxyprogesteronazetat (MPA) bei Patientinnen mit progredientem metastasierten Mammakarzinom und günstigen Prognosefaktoren von 1983 bis 1988 durchgeführt:

1. Eine Phase-II-Studie am unselektionierten Krankengut mit hochdosiertem Medroxyprogesteronazetat (n = 92 Pat.)
2. Eine Phase-III-Studie, in der wir die Hochdosis-MPA-Therapie gegen eine Serumspiegel-adaptierte MPA-Therapie verglichen (n = 63 Pat.) und
3. Eine Phase-III-Studie, in der wir die Hochdosis-MPA- gegen eine Mitteldosis-MPA-Therapie bei Patientinnen mit besonders günstiger Prognose verglichen haben (n = 70 Pat., selektioniertes Krankengut).

Hochdosierte MPA-Therapie, Phase-II-Studie

In der ersten Phase-II-Studie wurden ein unselektioniertes Krankengut (n = 92 Pat.) mit hochdosiertem MPA (1500 mg tgl. p.o.) behandelt und neben dem Ansprechen des Tumors auf diese Therapie und der Toxizität dieser Behandlungsform auch die Faktoren analysiert, die die Effektivität der Hormontherapie neben einem positiven Rezeptorstatus begünstigen.

Rezidivfreies Intervall

Die hochdosierte MPA-Therapie führte bei unserem Krankengut in 63% der Fälle zu objektiven Remissionen und Krankheitsstillständen (CR + PR: 22,6%, NC: 40,9%). Die Patientinnen mit progredientem Tumorleiden bilden in der Beurteilung der therapeutischen Effizienz die am klarsten definierte Gruppe mit 36,5%. Die Untersuchung dieser Gruppe hinsichtlich einer Relevanz zwischen rezidivfreiem Intervall (RFI) und Effektivität der Therapie zeigte, daß 47% der Patientinnen mit einem RFI unter 24 Monaten eine Tumorprogredienz aufwiesen, während nur 16% der Patientinnen mit einem RFI über 60 Mo nicht auf die Therapie ansprachen (Abbildung 1).

Zahl der metastatisch infiltrierten Organe und Tumorlokalisation

Die weitere Analyse der Patientencharakteristika ergab einen Zusammenhang zwischen dem Ansprechen des Tumors auf die Hormontherapie und der Zahl der metastastisch infiltrierten Organe. Die Patientinnen mit weniger oder gleich zwei befallenen Organen waren in einem deutlich geringeren Prozentsatz (17/62 Pat. = 27%) progredient als Patientinnen mit mehr als zwei tumorös infiltrierten Organen (25/53 Pat. = 47%) (Abbildung 2). Dieser trendmäßige Unterschied ist mit der Betrachtung der Response der Einzelorgane zu erklären: die Skelett-, Haut-, Lymphknoten- und Lungenmetastasen zeigten nur jeweils in einem Drittel der Fälle eine Progredienz, dagegen die Lebermetastasen in 71% (Abbildungen 3 und 4).

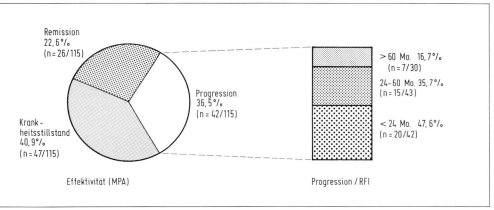

Abbildung 1. Hormontherapie: Zusammenhang zwischen Effektivität und Dauer des rezidivfreien Intervalls (RFI).

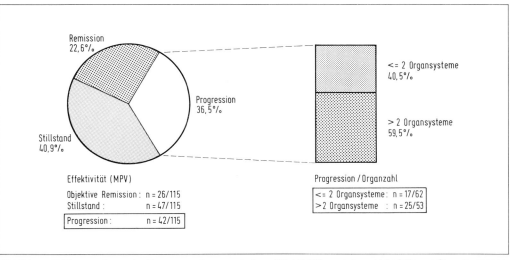

Abbildung 2. Hormontherapie: Zusammenhang zwischen Effektivität und Anzahl befallener Organsysteme.

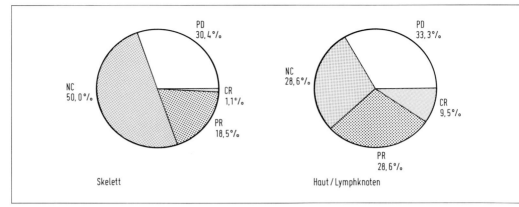

Abbildung 3. MPA: Therapeutische Effektivität bei Skelett- und Haut-/Lk-Metastasen.

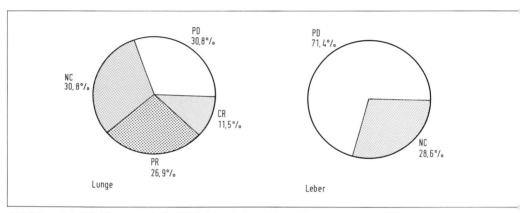

Abbildung 4. MPA: Therapeutische Effektivität bei nodulären Lungen- und Lebermetastasen.

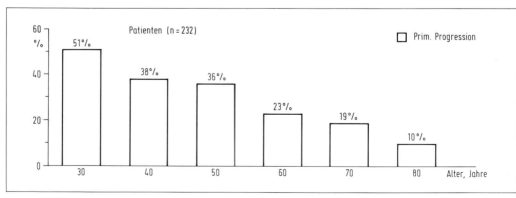

Abbildung 5. Zusammenhang zwischen Alter und Versagen hormoneller Therapiemaßnahmen bei Patientinnen mit günstiger Prognose.

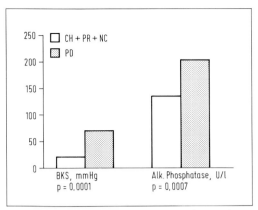

Abbildung 6. Prognostische Wertigkeit: prätherapeutische Werte von BKS und Alk. Phosphatase.

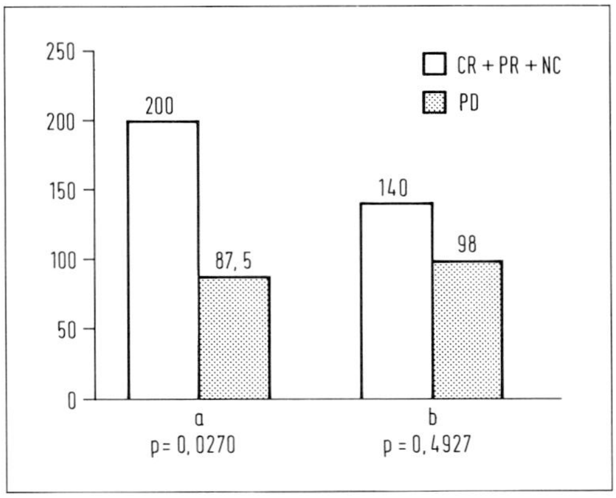

Abbildung 7. Korrelation: MPA-Spiegel und therapeutische Wirkung bei Patienten mit a) noch guter und b) besonders guter Prognose.

Patientenalter

Eine gute Relevanz besteht zwischen Therapieerfolg und dem Alter der Patientinnen. Mit zunehmendem Alter wird das Versagen auf eine hormonelle Therapie immer seltener. Patientinnen mit metastasiertem Mammakarzinom werden in der Altersgruppe über 70 Jahre nur in 19% der Fälle nicht auf diese Therapie ansprechen (Abbildung 5).

Laborparameter

Unter den Laborparametern zeigten lediglich die Blutsenkungsgeschwindigkeit (BKS) und die Alkalische Phosphatase (AP) eine Beziehung zum Ansprechen auf eine hormonelle Therapie. Die Patientinnen mit einer therapieresistenten Tumorprogression zeigten eine signifikant höhere BKS als jene Patientinnengruppe, die auf eine hormonelle Therapie (MPA) eine Remission oder einen Tumorstillstand zeigte (p = 0,0001). Die gleiche Abhängigkeit bestand zwischen der Patientinnengruppe mit normaler AP und derjenigen mit einer pathologisch erhöhten AP (p = 0,0007). Die Patientinnen mit deutlich erhöhter AP sprachen weniger häufig auf die Hormontherapie an (Abbildung 6).

Entscheidungshilfen

Die obig gewonnenen Fakten lassen sich also neben dem positiven Rezeptorstatus und dem Ansprechen auf eine vorausgegangene hormonelle Therapie als zusätzliche Entscheidungshilfen für die erfolgsversprechende Anwendung einer weiteren Hormontherapie verwenden:

– langes rezidivfreies Intervall (> 2 Jahre)
– Metastasen in weniger oder gleich 2 Organen
– Alter zwischen 40 Jahren und Menopause bzw. über 60 Jahre
– keine Lebermetastasen

MPA-Serumspiegel

Bei allen Patientinnen wurden die MPA-Serumspiegel vor und unter der Therapie gemessen und mit der Effektivität der Therapie in Relation gesetzt (Abbildung 7a). Es zeigte sich eine gute Korrelation zwischen der Ansprechrate auf die MPA-Therapie und dem MPA-Serumspiegel. Der MPA-Serumspiegel lag bei den Patientinnen mit progredientem Tumorleiden median deutlich unter 100 ng/ml, während bei der Gruppe mit Remissionen und Krankheitsstillständen der Serumspiegel median deutlich über 100 ng/ml lag (p = 0,027).

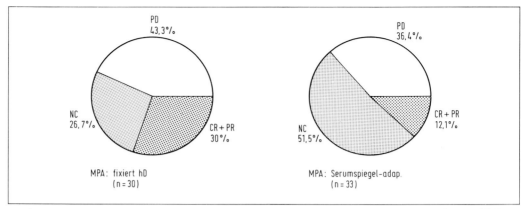

Abbildung 8. Therapeutische Effektivität von fixiert hoch-dosiertem vs. Serumspiegel-adaptiertem MPA.

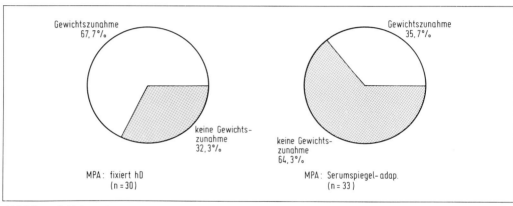

Abbildung 9. Nebenwirkungen von fixiert hoch-dosiertem vs. Serumspiegel-adaptiertem MPA.

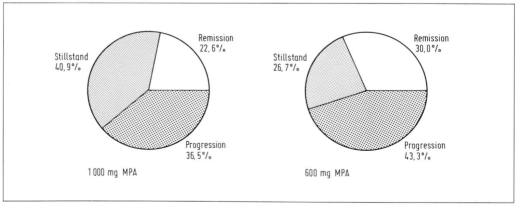

Abbildung 10. Hoch-dosierte versus reduziert-dosierte MPA-Behandlung bei Patientinnen mit *besonders guter Prognose*.

Hoch-dosierte MPA- vs. Serumspiegel-adaptierte MPA-Therapie

Die Ergebnisse aus der Korrelation der MPA-Serumspiegel und der Ansprechrate der metastasierten Mammakarzinome auf eine hochdosierte MPA-Therapie lieferten die Grundlage für die vergleichende Phase-III-Studie, in der wir die unterschiedliche Effektivität und Toxizität einer MPA-Therapie mit MPA-Serumspiegel-adaptierter Dosis (33 Pat.) gegenüber der Hochdosis-MPA-Therapie (30 Pat.) mit fixer Dosis (1500 mg tgl. p.o.) untersuchten. Das Patientengut war unselektioniert.

Beide Therapien zeigten eine etwa gleiche Ansprechrate (hD MPA: CR + PR + NC = 56,7%; Sp.-adapt. MPA: CR + PR + NC = 53,6%) (Abbildung 8). Die Nebenwirkungen der Therapien waren, bis auf die Körpergewichtszunahme, gleich; diese trat im Serumspiegel-adaptierten Therapiearm signifikant weniger häufig auf als bei den hoch-dosiert mit MPA behandelten Patientinnen ($p > 0,001$) (Abbildung 9).

Hoch-dosierte MPA- vs. reduziert-dosierte MPA-Therapie bei Patientinnen mit besonders günstiger Prognose

Die nochmalige Analyse der Relation Ansprechrate zum gemessenen MPA-Serumspiegel zeigte, daß die meisten Therapieversager einen Serumspiegel unter 100 ng/ml aufweisen. Ein erheblicher Anteil der Patientinnen mit Remission oder Krankheitsstillstand wies jedoch ebenfalls einen MPA-Serumspiegel unter 100 ng/ml auf. Diese letztere Gruppe erfüllte besonders günstige Prognosekriterien: Ein-Organbefall, Rezeptorstatus positiv, normale Laborwerte, langes RFI.

Für diese bereits eingangs erwähnte dritte Studie wurden nur Patientinnen mit den obig aufgeführten, besonders günstigen Prognosekriterien ausgewählt, auf die beiden Therapiearme a) 1000 mg MPA tgl. p.o. und b) 600 mg MPA tgl. p.o. verteilt, und beide Patientinnengruppen in der Effizienz und der Toxizität der Therapie verglichen. In die Studie waren insgesamt 70 Patientinnen aufgenommen worden. Beide Gruppen wiesen hinsichtlich der Ansprechrate ein fast gleiches Ergebnis auf (Abbildung 10). Der gemessene MPA-Serumspiegel unterschied sich nicht mehr signifikant zwischen Therapieversagern und den Patientinnen mit Tumorremission oder Krankheitsstillstand; die Spiegel lagen nahe 100 ng/ml (Abbildung 7b). Die Körpergewichtszunahme in der reduziert-dosierten Gruppe trat deutlich weniger häufig auf.

Nach diesen Therapieergebnissen sollte

a) nur bei hormonell vorbehandelten Patientinnen mit metastasiertem Mammakarzinom und jenen besonders günstigen Prognosekriterien mit einer reduziert-dosierten MPA-Therapie (600 mg tgl.) begonnen werden; eine MPA-Serumspiegelmessung wäre dabei nicht unbedingt vonnöten.

b) Für alle anderen hormonell vorbehandelten Patientinnen mit ungünstigerer Prognose wäre es sinnvoll, eine Serumspiegel-adaptierte hoch-dosierte MPA-Therapie durchzuführen.
Eine Messung der MPA-Spiegel vier Wochen nach Therapiebeginn oder Dosiswechsel wäre dabei notwendig.

Literatur beim Verfasser.

Für die Verfasser:
Dr. H. Wagner
Medizinische Klinik III der Universität
Klinikum Großhadern
Marchioninistraße 15
D-8000 München 70

4-Hydroxyandrostendion: Eine neue Behandlungsmöglichkeit hormonabhängiger Mammakarzinome durch spezifische Östrogensynthesehemmung

A. Müller, H. Wagner und K. Possinger
Medizinische Klinik III der Universität München, Klinikum Großhadern

Östrogene können über eine rezeptorvermittelte Interaktion das Wachstum hormonabhängiger Tumorzellen stimulieren. Umgekehrt führt der Östrogenentzug zu einer Wachstumshemmung. In der Postmenopause erfolgt die Östrogenproduktion hauptsächlich durch die Umwandlung von in der Nebennierenrinde gebildetem Androstendion zu Östron. Diese Umwandlung findet ebenfalls in peripheren Geweben und auch in den Tumorzellen selbst statt. Während bisher nur ein unspezifischer Aromatasehemmer »Aminoglutethimid« therapeutisch eingesetzt werden konnte, ist es jetzt möglich, diese Aromatisierungsreaktion gezielt und somit die autokrine Östrogenbiosynthese selektiv zu hemmen. Im Gegensatz zu den unspezifischen Aromatosehemmern beeinflußt 4-Hydroxyandrostendion nicht die Steroidsynthese der Nebennierenrinde und macht somit auch keine Kortikoidsubstitution erforderlich. In-vitro-Untersuchungen an der menschlichen Mammakarzinomzellinie T-47D belegen, wie effektiv die zelluläre Hormonproduktion unterdrückt wird: während die Östrogensynthese unter Aminoglutethimid bei einer Konzentration von 10^{-7} M noch nahezu unbeeinflußt abläuft, wird sie bei einer gleichen Konzentration von 4-Hydroxyandrostendion bereits um mehr als 80% supprimiert. 4-Hydroxyandrostendion blockiert die enzymatische Umsetzung von Androstendion zu Östron.

In einer multizentrischen Phase-II-Studie haben wir 4-Hydroxyandrostendion als hormonelle Folgetherapie bei Patientinnen mit metastasiertem rezeptorpositivem Mammakarzinom untersucht. Die Studie wird als Multizenterstudie in Zusammenarbeit mit der Universitäts-Frauenklinik Hamburg-Eppendorf und der Medizinischen Klinik der Universität Essen durchgeführt. An unserer Klinik haben wir bisher 15 Patienten in die Studie aufgenommen. Das mediane Alter liegt bei 51 Jahren (Streubreite: 35–75 Jahre). Das mediane krankheitsfreie Intervall liegt bei unserem Patientengut bei 51 Monaten mit einem Streubereich von 0–156 Monaten. Bei den meisten der Patientinnen (n = 12) war lediglich ein Organsystem metastatisch befallen. Die Metastasenlokalisation lag vorwiegend im Skelett und in der Haut. Bezüglich des Therapieerfolges sind gegenwärtig zwölf Patienten auswertbar: bei einer Patientin trat eine partielle Remission ein, die bereits elf Monate andauert. Bei acht Patientinnen kam es zu einem Krankheitsstillstand, dessen mediane Dauer bei 6,5+ Monaten liegt. Bei drei Patientinnen war trotz der Therapie mit 4-Hydroxyandrostendion ein Fortschreiten des Tumorleidens zu verzeichnen. Drei Patientinnen brachen die Therapie vorzeitig ab. Die Nebenwirkungen der Behandlung waren minimal: So traten einmal eine lokale Rötung, einmal eine Urtikaria im Gesäßbereich, in zwei Fällen Hitzewallungen und bei zwei Patientinnen ein geringgradiger Haarausfall auf. Insgesamt wurden in der Multizenterstudie bisher 65 Patientinnen aufgenommen. Von 45 bezüglich des Therapieerfolges auswertbaren Patientinnen wurde in elf Fällen eine partielle Remission und in einem Fall eine komplette Remission erzielt.

Ähnliche Ergebnisse wurden auch von *Coombes* et al. aus England berichtet: 33% aller Patientinnen wiesen eine objektive Tumorrückbildung auf. Im Vergleich zu dem Aromatasehemmer Aminoglutethimid ist 4-Hydroxyandrostendion jedoch bei gleicher therapeutischer Effektivität mit nur minimalen Nebenwirkungen belastet.

Zusammenfassung

Mit dem neuen spezifischen Aromatasehemmer 4-Hydroxyandrostendion ergibt sich eine Erweiterung der hormonellen Behandlungsmöglichkeiten. Bestechend sind die äußerst geringen Nebenwirkungen der Substanz, die darüber hinaus keine Kortikoidsubstitution erfordern. Zentral-nervöse Nebenwirkungen, wie sie bei Aminoglutethimid berichtet wurden, sind bei dieser Substanz nicht bekannt. Eine Kreuzresistenz mit anderen Hormontherapien scheint nicht zu bestehen. Trotz intramuskulärer Applikation ist die Tolerabilität und Compliance der Patienten bei dieser Behandlung als sehr hoch einzustufen.

Literatur beim Verfasser.

Für die Verfasser:
Dr. A. Müller
Medizinische Klinik III der Universität
Klinikum Großhadern
Marchioninistraße 15
D-8000 München 70

Tamoxifen in der Postmenopause

— Einfluß auf das Endokrinium —

F. Jänicke und C. Hoess
Frauenklinik der Technischen Universität im Klinikum rechts der Isar, München

Die adjuvante Hormontherapie des postmenopausalen operablen Mammakarzinoms mit dem Antiöstrogen Tamoxifen hat den Verlauf der Krankheit positiv beeinflußt. In vielen Studien konnte eine Verlängerung des rezidivfreien Intervalls nachgewiesen werden, in drei Fällen sogar eine Verlängerung der Überlebenszeit. In mehreren großen Studien fiel jedoch ein vermehrtes Auftreten von Rezidiven 6 bis 9 Monate nach Absetzen der Tamoxifentherapie auf, zum Teil mit Verlust des initialen Vorteils gegenüber der Kontrollgruppe. Dies ließ vermuten, daß eine längere Medikation, evtl. über fünf Jahre oder bis zum Auftreten des Rezidivs, die Ergebnisse weiter verbessern könnte (1). Hierfür sprechen auch einige tierexperimentelle Daten (2). Kürzlich konnte durch eine große schottische Studie (3) gezeigt werden, daß eine fünfjährige Therapie zu besseren Ergebnissen führt als der Einsatz beim Auftreten des Rezidivs. Ob eine noch längere, evtl. lebenslange Medikation weitere Vorteile bringt, ist in Untersuchung.
Vor diesem Hintergrund ist es für eine Langzeittherapie mit Tamoxifen nötig, Einblicke in die systemischen endokrinen und metabolischen Effekte dieses Antiöstrogens zu gewinnen.

Methoden

Wir untersuchten 76 postmenopausale Patientinnen, welche eine adjuvante Tamoxifen-Therapie nach Operation eines Mammakarzinoms erhielten. Die tägliche Erhaltungsdosis betrug 30 oder 40 mg. Als Kontrollgruppen dienten 49 postmenopausale Frauen, die lediglich operiert worden waren. Die Beobachtungszeit lag zwischen einer und 64 Wochen (Mittelwert 29,1/25,0 Wochen). Beide Gruppen waren vergleichbar in bezug auf Alter, Gewicht und Größe (Tabelle I). Blutabnahmen erfolgten in 8- bis 12wöchigen Abständen. Steroide und Peptidhormone wurden mit kommerziellen Kits bestimmt. Für die statistische Analyse wurden die geometrischen Mittelwerte (xg) der Hormonwerte herangezogen. Für jedes Behandlungsintervall wurden die Werte der Therapiegruppe mit denen der Kontrollgruppe (= 100%) verglichen. Der Unterschied zwischen beiden Gruppen ist in Δ % ausgedrückt. Die Signifikanz wird durch den t-Test nach Student bestimmt.

Ergebnisse

Eine Suppression der Gonadotropine FSH (– 27%, $p < 0,05$) und LH (– 18%) kann beobachtet werden (Abbildung 1). Die Östradiolwerte zeigen keine signifikanten Veränderungen, gleiches gilt für Östron. Besonders auffällig ist der deutliche und signifikante ($p < 0,01$) Anstieg des sexualhormonbindenden Globulins (SHBG) auf nahezu das Doppelte der Kontrollgruppe (+ 123%). Als Folge hiervon wird das ungebundene, biologisch aktive Östradiol, ausgedrückt als Quotient Östradiol/SHBG, auf die Hälfte (– 59%) signifikant gesenkt ($p < 0,01$) (Abbildung 1). Die Androgene Testosteron, Androstendion und DHEAS wurden durch die Tamoxifenbehandlung nicht signifikant verändert. Prolaktin scheint durch die Antiöstrogentherapie supprimiert zu werden (– 31%),

Tabelle I. Patientendaten.

	n	Alter, Jahre		Gewicht, kg		Größe, cm		Beobachtungszeit, Wochen	
		Mittel	(Bereich)	Mittel	(Bereich)	Mittel	(Bereich)	Mittel	(Bereich)
Tamoxifen	76	65,3	(46–87)	69,3	(48–105)	161,8	(148–173)	29,1	(1–64)
Keine Behandlung	49	61,9	(41–80)	64,8	(45– 90)	164,7	(150–178)	25,0	(1–61)

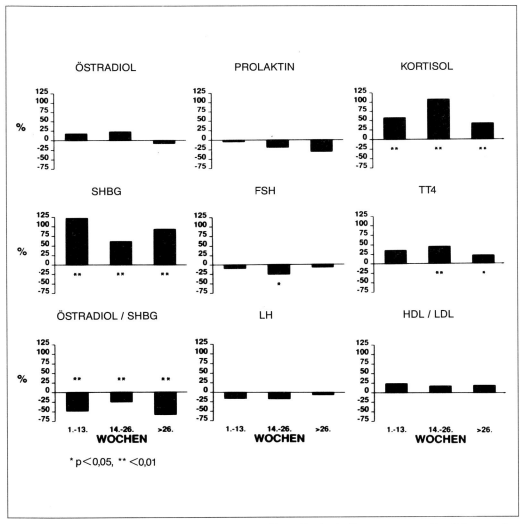

Abbildung 1. Veränderungen peripherer Hormone unter Tamoxifen in der Postmenopause. Verglichen wurden Patientinnen unter adjuvanter Tamoxifentherapie (n = 76) mit Patientinnen ohne adjuvante Therapie (n = 49). Die Differenz zwischen Kontrollgruppe (100%) und Therapiegruppe ist in % aufgetragen.

dies ist jedoch nicht signifikant. Weiterhin kann eine signifikante Erhöhung von Kortisol (+ 107%) und Gesamtthyroxin (+ 46%) beobachtet werden. Dies dürfte auf den gleichzeitigen Anstieg der Bindungsglobuline für Kortisol und Schilddrüsenhormone (CBG und TBG) zurückzuführen sein, die unter dem Einfluß von Tamoxifen vermehrt in der Leber synthetisiert werden (4, 5, 6). Betrachtet man die endokrin kontrollierten Lipoproteine, so zeigt sich ein Anstieg des Quotienten HDL/LDL (+ 24%), was hauptsächlich durch Reduktion der LDL-Werte zustande kommt.

Tabelle II. Therapie.

Tamoxifen		Östrogene	
SHBG, CBG, TBG	↑	SHBG, CBG, TBG	↑
HDL/LDL	↑	HDL/LDL	↑
FSH, LH	↓	FSH, LH	↓
Prolaktin	↓	Prolaktin	↑
Proliferation	↓	Proliferation →	↑
Osteoporosis →	↓	Osteoporosis	↓

Diskussion

Obwohl Tamoxifen als Antiöstrogen gilt, zeigt die Substanz deutliche östrogenagonistische Effekte, abhängig vom beobachteten Zielorgan oder Hormon. Die vermehrte Produktion von SHBG, CBG und TBG in der Leber muß als eindeutig östrogener Effekt auf dieses Organ gedeutet werden. Vergleichbare Wirkungen können auch während einer Östrogensubstitution beobachtet werden (Tabelle II). Der Anstieg des SHBG führt jedoch zu einer deutlichen Reduktion des freien und somit biologisch wirksamen Östrogens, welches hierdurch nicht mehr zur Promotion des Tumorwachstums zur Verfügung steht. Dieses mag die direkte antiöstrogene Wirkung von Tamoxifen an der Tumorzelle unterstützen, von der angenommen wird, daß sie direkt über die Bindung am Östrogenrezeptor vermittelt wird. Die Beobachtung, daß Tamoxifen bei prämenopausalen Frauen nach einer Ovarektomie noch wirksam werden kann, auch wenn es vorher keine Wirkung gezeigt hatte, läßt auf eine größere Effektivität im östrogenarmen Milieu schließen und würde die oben genannte Annahme unterstützen (7).

Ebenso muß die Suppression der Gonadotropine FSH und LH als ein östrogener Effekt auf die Hypophysenfunktion gedeutet werden. Der Anstieg von Kortisol und Gesamtthyroxin scheint ein Sekundäreffekt der erhöhten Produktion von CBG und TBG zu sein; exakte Studien hierzu müssen jedoch noch durchgeführt werden. Die Unterdrückung der Prolaktinsekretion ist der einzige antiöstrogene Effekt, der bei den peripheren Hormonen beobachtet werden kann. Da die Rolle des Prolaktins beim Mammakarzinom Gegenstand kontroverser Diskussionen ist, können hieraus keine Schlüsse gezogen werden. Der Anstieg des Quotienten HDL/LDL wiederum ist Ausdruck eines östrogenen Einflusses. Dies kann als günstig für eine Langzeittherapie betrachtet werden, da höhere HDL/LDL-Quotienten mit einem niedrigeren Risiko arteriosklerotischer Erkrankungen assoziiert zu sein scheinen. Daten zum Einfluß auf die Entwicklung einer Osteoporose sind noch spärlich, erste Berichte (8) weisen jedoch darauf hin, daß auch am Knochen keine antiöstrogene Reaktion im Sinne der Förderung der Osteoporose zu befürchten ist (Tabelle II).

Zusammenfassung

Für alle gemessenen Parameter, ausgenommen für Prolaktin, zeigt sich ein klarer östrogener Effekt des Antiöstrogens Tamoxifen. Die Veränderungen im hormonellen Milieu, die durch Tamoxifen induziert werden, wie die Reduktion des freien Östradiols und des Prolaktins, könnten zu seiner antiproliferativen Wirkung beitragen. Hauptsächlich wird diese jedoch durch den direkten antiöstrogenen Effekt an der Tumorzelle vermittelt. Für die Langzeittherapie scheinen sich keine ungünstigen systemischen endokrinen oder metabolischen Effekte zu zeigen. In einigen Aspekten ist die Tamoxifentherapie sogar mit der Östrogensubstitution vergleichbar, deren Vorteil für postmenopausale Patientinnen heute allgemein anerkannt ist.

Literatur

1. Wallgren A, Idestrom K, Glas U et al (1982) Adjuvant tamoxifen treatment in operable breast cancer. Should the treatment continue for many years? Proc 13th Int UICC Cancer Congr, Seattle 1982, Abstr 3812
2. Jordan VC, Dix CJ, Allen KE (1979) The effectiveness of long term tamoxifen treatment in a laboratory model for adjuvant hormone therapy of breast cancer. In: Salmon SE, Jones SE (eds) Adjuvant Therapy of Cancer II: 19. Grune and Stratton, New York
3. Stewart HJ (1987) Adjuvant tamoxifen in the management of operable breast cancer. The Scottish Trial. Lancet 8552: 171
4. Sakai F, Cheix F, Clavel M et al (1978) Increases in steroid binding globulines induced by tamoxifen in patients with carcinoma of the breast. J Endocr 76: 219
5. Gordon D, Beastall GH, McArdle CS, Thomson JA (1986) The effect of tamoxifen therapy on thyroid function tests. Cancer 58: 1422
6. Jensen IW (1985) Oestrogen-like effect of tamoxifen on concentration of thyroxin-binding globulin. Lancet 1020:
7. Hoogstraten B, Fletcher WS, Gad-el-Mawla N, Maloney T, Altman SJ, Vaughn CB, Foulkes MA (1982) Tamoxifen and oophorectomy in the treatment of recurrent breast cancer. Cancer Res 42: 4788
8. Love RR, Mazess RB, Tormey DC, Rasmussen P, Jordan VC (1987) Bone mineral density (BMD) in women with breast cancer treated with tamoxifen for two years. Breast Cancer Res Treat 112:

Für die Verfasser:
Dr. F. Jänicke
Frauenklinik der Technischen Universität im
Klinikum rechts der Isar
Ismaninger Straße 22
D-8000 München 80

V.
Nachsorge und besondere Betreuungsprobleme

Tumornachsorge beim Mammakarzinom [1]

Nachsorgekalender der Bayerischen Landesärztekammer und der Kassenärztlichen Vereinigung Bayerns

R. Schröck und L. Schmid[a]
Paracelsus-Klinik, Scheidegg, und
[a] Onkologische Klinik im Tumorzentrum München, Schloßbergklinik Oberstaufen

Tumornachsorge, ein integraler Bestandteil medizinischer Versorgung

Die Nachsorge beim Mammakarzinom, also die «Umsorgung« der Patientinnen nach einer Primärbehandlung, wird – wie viele andere Themenkreise der Onkologie – durchaus kontrovers diskutiert.

Nach Jahren intensiver und standardisierter Nachsorgeprogramme besteht derzeit die Tendenz zur Verminderung von Untersuchungsverfahren und zur Betonung von Anamnese und klinischer Untersuchung. Es gibt nicht wenige Ärzte, die das Pendel in den Nachsorgebemühungen zukünftig zum anderen Extrem ausschlagen lassen wollen, nämlich zur Abschaffung von Nachsorgeprogrammen beim Mammakarzinom und nurmehr zu Untersuchungen beim Auftreten von Beschwerden auffordern. Unterstützend wirkt für diese Bewegung auch die immer wieder in der Onkologie aufkommende Strömung zur defätistischen Einstellung etwa unter dem Motto: »Der Verlauf der Erkrankung sei schicksalsbestimmt und nur wenig ärztlich beeinflußbar!«

Generell ist die Nachsorge jedoch in unserem medizinischen Versorgungssystem durchaus sinnvoll integriert (Tabelle I). Strategien zur Diagnostik und Behandlung onkologischer und anderer Erkrankungen können letztendlich nur in drei verschiedene Richtungen zielen:

- Eine Intensivierung von Vorsorgemaßnahmen mit Aufklärungsprogrammen zur gesunden Lebensführung. Hier herrscht noch großer Nachholbedarf!
- Im Bereich der Akutbehandlung läßt sich feststellen, daß dieser bereits hervorragend ausgestattet und etabliert ist und sich in Hausarzt, in Gebietsarzt und in Krankenhäuser verschiedener Versorgungsstufen gliedert.
- Im Anschluß an die Primärbehandlung onkologischer Erkrankungen wird die Nachsorge in zwei verschiedenen Bereichen durchgeführt: Als ambulante Betreuung der Patienten und als Betreuung im Sinne von stationären Heilverfahren bzw. auch in Form von Aufenthalten zur Intervalltherapie.

Kernfragen zur Tumornachsorge

Es lassen sich im wesentlichen drei Kernfragen zur Nachsorge formulieren (Tabelle II): Warum Nachsorge? – Wie Nachsorge? – Wer soll nachsorgen?

In der Frage des Warum scheint die häufig unterschiedliche Blickrichtung von Patient und Arzt von Bedeutung: Nicht in der Rezidivsuche, sondern in der Bestätigung der Rezidivfreiheit und vor allem in der Rehabilitation liegt die wesentliche Bedeutung für die Patientin!

Eine Nachsorge unter diesem Motto ist durchaus geeignet, die Patientin in regelmäßigen Betreuungsintervallen zu beruhigen und nicht in Unruhe zu versetzen. Entsprechend kontrovers

[1] Nachdruck mit freundlicher Genehmigung aus Bayerisches Ärzteblatt 10/88, pp 366–372.

Tabelle I. Gliederung medizinischer Versorgungsbereiche in der Bundesrepublik Deutschland.

Vorsorge	Akutbehandlung	Nachsorge
Regelmäßige Untersuchung	Hausarzt	ambulant
Aufklärungsprogramme zur gesunden Lebensführung	Gebietsarzt	
	Krankenhäuser verschiedener Versorgungsstufen	stationär als Heilverfahren oder Intervalltherapie
»Kurlaub«		

Tabelle II. Kernfragen zur Durchführung der Tumornachsorge.

Warum?
Bestätigung der Rezidivfreiheit und Rehabilitation von zentraler Bedeutung für die Patientin

Frühzeitige Rezidiverkennung
von zentraler Bedeutung für die Therapie

Wie?
»Die Betreuung muß sowohl von medizinischer Sachkunde als auch von menschlicher Zuwendung geprägt sein!«

Wer?
(Arzt des Vertrauens mit Fachkenntnissen und entsprechenden Untersuchungsmöglichkeiten)

Hausarzt
Gebietsarzt   »low risk«-Fälle?
Klinik-Ambulanz   ↕
Nachsorge-(Kur-)Klinik »high risk«-Fälle?

Tabelle III. Wesentliche Gründe für eine Tumornachsorge.

Rehabilitation und Hilfe bei Therapiefolgen
Somatisch
Psychisch
Sozial

Beruhigung durch Rezidivausschluß
Ergänzende Diagnostik
Diagnostik und Therapie von Nebenerkrankungen
Lebens-/Ernährungsberatung
Vorsorge gegen Zweitmalignome

Medizinische Qualitätssicherung
Koordination und Überprüfung

wird auch das Ausmaß diagnostischer Maßnahmen in der Nachsorge und die Frage des Nutzens eines Rezidivausschlusses zum Zeitpunkt einer noch fehlenden klinischen Symptomatik diskutiert. Beim Mammakarzinom als einer häufig chronisch verlaufenden Erkrankung sind die Diagnostik und Therapie von Nebenerkrankungen, welche nicht selten die Lebenserwartung mehr einschränken als die onkologische Erkrankung, von großer Bedeutung (Tabelle III).

Unumstritten ist sicher der Sektor der möglichst raschen und optimalen Rehabilitation und die ärztliche Hilfe bei eventuell eingetretenen Therapiefolgen: Rehabilitationsprogramme müssen auch Lebens- und Ernährungsberatung einbeziehen, und es muß berücksichtigt werden, daß eine erhöhte Inzidenz weiterer onkologischer Erkrankungen vorliegt.

Ebenfalls unumstritten ist sicherlich die Notwendigkeit einer verbesserten medizinischen Qualitätssicherung und Koordinierung ärztlicher Maßnahmen (Tabelle III).

Die Frage des Wie beinhaltet die ganze Spannweite von Nachsorgebemühungen und muß sowohl von medizinischer Sachkunde als auch von menschlicher Zuwendung geprägt sein!

Zur Frage »Wer soll nachsorgen?«: Die Nachsorge wird stets eine interdisziplinäre Aufgabe sein, an der sowohl der Hausarzt, der organbezogene Gebietsarzt und weitere Gebietsärzte beteiligt sind. Im wesentlichen ist der geeignete Arzt der Nachsorge der Arzt des Vertrauens der Patientin mit den nötigen Fachkenntnissen und entsprechenden Untersuchungsmöglichkeiten. Das kann der Hausarzt, der Gebietsarzt, die Nachsorgeambulanz der Klinik sowie die spezialisierte Nachsorgeklinik sein.

Es werden allerdings Überlegungen angestellt, ob es sinnvoll sein könnte, Nachsorge von sogenannten »low risk«- sowie von »high risk«-Fällen in unterschiedlich kompetente Hände zu legen. In Anbetracht der statistischen Problematik des Einzelfalles sprechen jedoch nicht sehr viele Gründe für eine solche Steuerung ärztlicher Betreuung. Hier ist sicherlich zu betonen, daß die Eigenverantwortung des Arztes ausreichend sein sollte, eine fachkompetente Nachsorge zu sichern.

Nachsorge – Ziele und Routine – Untersuchungsprogramm

Mit Sicherheit ist es von Vorteil, wenn die ärztlichen Maßnahmen einschließlich einer apparativen Diagnostik zwar durchgeführt, jedoch von den Patientinnen nicht als im Vordergrund stehend empfunden werden. Wir müssen gerade beim Mammakarzinom die besonderen Aspekte des psychischen Traumas berücksichtigen (Tabelle IV): Eine Lebensbedrohung, die zur Verzweiflung und zu einer psychischen Lähmung bis zur Selbstaufgabe führen kann, findet sich häufig. Die verminderte Leistungsfähigkeit mit der häufig zugrunde liegenden depressiven Verstimmung sowie der Organverlust mit der hohen Gefahr einer Verminderung der sexuellen Identität und Erlebnisfähigkeit führen zu einer Gefährdung erotischer Bindungen und zu psychosexuellen Hemmungen.

Daraus ergeben sich verschiedene ärztliche Konsequenzen: Gesprächs- und eventuell medikamentöse Therapie einer depressiven Stimmungslage; verschiedene lokale symptomatische Maßnahmen; Beratung und eventuell Durchführung rekonstruktiver operativer Maßnahmen; die Besprechung sexueller Sorgen unter Einbeziehung des Partners. Letzteres ist ein zeitlich aufwendiges Vorgehen, jedoch mit hoher Effizienz.

Im weiteren Sinne müssen Informationen über die eventuell eintretenden Folgen der Therapie, über die zukünftige Berufsbelastbarkeit, über vorhandene Kurmöglichkeiten und die Aktivierung von Bezugspersonen angeboten werden. Ferner ist die Patientin über die zu empfehlen-

---

Tabelle IV. Psychische Belastung des Tumorpatienten und die ärztlichen Konsequenzen.

Psychisches Trauma
Lebensbedrohung (Verzweiflung, psychische Lähmung, Selbstaufgabe)

Verminderte Leistungsfähigkeit (depressive Verstimmung)

Organverlust mit Verlust der sexuellen Identität und Erlebnisfähigkeit,
Gefährdung erotischer Bindungen, psychosexuelle Hemmungen

und
Ärztliche Konsequenzen
Therapie einer depressiven Stimmungslage

Lokale symptomatische Maßnahmen

Rekonstruktive Maßnahmen

Besprechung sexueller Sorgen unter Einbeziehung des Partners

Information über Therapiefolgen, Berufsbelastbarkeit, Kurmöglichkeiten, Bezugspersonen, notwendige Kontrolluntersuchungen, Warnsymptome für erneute Erkrankung

---

Tabelle V. Schematische Übersicht der Nachsorgeempfehlungen beim Mammakarzinom.

1/4jährlich	– Anamnese
	  Knochenschmerzen?
	  Atembeschwerden, Husten?

	– Klinische Untersuchung
	  Lokalbefund und kontralaterale Mamma
	  Armumfang – Messungen
	  Thorax- und Abdominalorgane
	  Skelettsystem (Klopfschmerz?)
	  Orientierende neurologische Untersuchung

	– Routine – Labor
	  Hb, Leukos, BKS
	  γ-GT, LDH, AP, CEA, (CA 15-3)

1/2jährlich bis jährlich	– Röntgen – Thorax – Oberbauchsonographie
jährlich	– Skelettszintigraphie (bei erhöhtem Meta-Risiko) – Mammographie – Gynäkologische Untersuchung

Bei Auffälligkeiten Sonderdiagnostik

den und notwendigen Kontrolluntersuchungen im voraus aufzuklären und sie muß über die Warnsymptome einer erneuten Erkrankung beraten werden.

In den Empfehlungen der Projektgruppe »Mammakarzinom« des Tumorzentrums München (Sauer et al., 1987) finden sich Hinweise zur sogenannten risikoadaptierten Nachsorge. Diese beinhaltet ein differenziertes Vorgehen in Abhängigkeit von bekannten Risikofaktoren und damit auch die Möglichkeit, für weniger risikobehaftete Patientinnen ein einfacheres Untersuchungsprogramm anzubieten (Tabelle V): Dieses beruht auf regelmäßigen, dreimonatlichen, eingehenden körperlichen Untersuchungen mit Anamneseerhebung, der Bestimmung sogenannter Routine-Laborparameter und von Tumormarkern. Sechsmonatlich bis jährlich wird die Durchführung einer Röntgen-Thorax-Untersuchung und fakultativ eine Oberbauchsonographie empfohlen. Im jährlichen Abstand empfiehlt sich die übliche gynäkologische Vorsorgeuntersuchung und eine Mammographie. Im Falle sogenannter »high risk«-Situationen für eine einzutretende Metastasierung wird die jährliche Durchführung der Skelettszintigraphie empfohlen. Bei den sogenannten »low risk«-Situationen kann auf die regelmäßige Szintigraphie verzichtet werden. Bei Auffälligkeiten oder Beschwerden im Skelettsystem (Klopfschmerz, Änderung des Schmerzcharakters bei schmerzgeplagten Patientinnen) ist eine gezielte Durchführung des Knochenszintigramms empfehlenswert. Bei sich ergebendem Rezidivverdacht kommen ergänzende Untersuchungen hinzu. Für Einzelheiten des Untersuchungsprogrammes und die Risikodefinitionen soll auf das erwähnte Manual verwiesen werden (Sauer et al., 1987).

Die routinemäßige Bestimmung der sogenannten Tumormarker CEA und CA 15-3 wird derzeit noch etwas kontrovers diskutiert. Dies hängt damit zusammen, daß die Bestimmung der Tumormarker allein keine ausreichende Sicherheit für Tumorfreiheit liefern kann. Im Falle einer Fernmetastasierung beim Mammakarzinom liegt die diagnostische Sensitivität der Bestimmungen nur bei ca. 70% bei einer Spezifität von

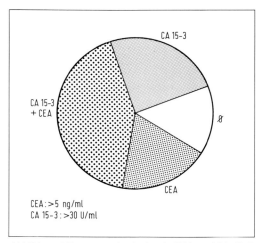

Abbildung 1. Tumormarkerbefunde CEA und CA 15-3 bei 75 Patientinnen mit Rezidiv/Metastasierung beim Mammakarzinom (L. Schmid et al., 1987).

95%. Lokalrezidive werden nur sehr unzuverlässig mit Tumormarkern erfaßt. Laut Abbildung 1 exprimieren 43% der metastasierten Tumoren sowohl CEA als auch CA 15-3 in die Blutbahn, in etwa 11% wird nur CEA und in etwa 24% nur CA 15-3 im Serum erhöht festgestellt. Eine bemerkenswerte und hilfreiche Korrelation des Tumormarkerverlaufes wird jedoch im Falle metastasierender Karzinome zum klinischen Erfolg eingeleiteter Tumortherapie beobachtet (Schmid et al., 1987). Die Bestimmung der Tumormarker ist also als zusätzliche Maßnahme sinnvoll und hilfreich, liefert jedoch in der Zielrichtung eines sicheren Tumorausschlusses kein ausreichend sicheres Kriterium (Schröck et al., 1986; Schmid et al., 1987).

Das gemeinsame Nachsorgekonzept lebt von der Mitarbeit aller Ärzte

Im letzten Jahr haben die Bayerische Landesärztekammer und die Kassenärztliche Vereinigung Bayerns in Zusammenarbeit mit den Tumorzentren München, Erlangen und Würzburg neue Voraussetzungen im Sinne eines verbesserten Nachsorgekonzeptes geschaffen.

Diesem Konzept geht eine langjährige Vorbereitungsphase und eine Erprobung im Bereich des Tumorzentrums München voraus. Es steht ein universeller Nachsorgekalender zur Verfügung, der eine Nummer enthält, die sowohl der Klinikarzt als auch der Kassenarzt in seiner Dokumentation festhalten soll. Die in den Tumorzentren und onkologischen Arbeitskreisen kooperierenden Kliniken erfassen diese Kalendernummer auf Erhebungsbögen, auch der weitere Verlauf wird beim Kassenarzt über einen onkologischen Dokumentationsbogen an die Kassenärztliche Vereinigung weitergeleitet (Abbildung 2).

Durch den Kassenarzt sind in der Regel nur sehr wenige Daten und Angaben auszufüllen. Die Arztnummer, das Datum, eventuell auffällige anamnestische Angaben oder Befunde. Nach Anonymisierung dieser Daten wird bei der Kassenärztlichen Vereinigung in einem den Datenschutz berücksichtigenden, zentralen Nachsorgeregister eine Übersicht zum Krankheitsverlauf erstellt.

Der große Nutzen besteht in der Möglichkeit, daß die behandelnden Ärzte und Klinikärzte unter Vorlage der nur ihnen bekannten Kalendernummer Krankheitsverläufe abrufen und damit die Langzeitergebnisse bei verschiedenen Therapiemaßnahmen ermitteln können.

Ein weiterer Vorteil ist zudem, daß aus den so ermittelten Ergebnissen sowohl die Empfehlungen zur Diagnostik und Therapie als auch Empfehlungen zur Nachsorge aktuell angepaßt werden können. Damit besteht die Möglichkeit einer Optimierung von Therapie- und Nachsorgeempfehlungen unter Zugrundelegung einer Nutzen-Aufwands-Beurteilung.

Wenn wir in Kenntnis des internationalen Schrifttums und der in der Bundesrepublik gegebenen dezentralen medizinischen Versorgung in aller Bescheidenheit zugeben müssen, daß die Entwicklung neuer und fortschrittlicher Therapiekonzepte häufig Studien aus dem Ausland entnommen werden muß, läßt sich daraus leicht die hohe Notwendigkeit einer besseren Datenverarbeitung und Qualitätskontrolle herleiten. Für den Patienten ist die Möglichkeit der freien Arztwahl und der Auswahl des Krankenhauses mit Sicherheit ein ganz großer Vorteil unseres Gesundheitssystems; andererseits erfordert dieses System auch zum Nutzen der Patienten und zur Verminderung der entsprechenden Kosten eine verbesserte Koordination und Überprüfung der durchgeführten medizinischen Maßnahmen und Therapiekonzepte. Es ist zu betonen, daß hier keinesfalls der sogenannte »gläserne Patient« oder Arzt gefordert wird, sondern lediglich eine durchschaubare Therapie- und Nachsorgestrategie zur Fortentwicklung wissenschaftlich angewandter Medizin.

Der Schwerpunkt in der medizinischen Versorgung unseres Landes liegt unverändert im akuten Behandlungsbereich. Das soll jedoch nicht darüber hinwegtäuschen, daß durch Maßnahmen von Vorsorge und Nachsorge nicht nur das Spektrum der humanitären und damit zutiefst ärztlichen Hilfe eine dringend notwendige Erweiterung erfährt, sondern daß auch durch

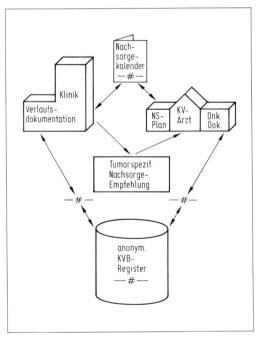

Abbildung 2. Das neue, erweiterte Modell zur Durchführung und Dokumentation der Nachsorge Tumorkranker in Bayern.

solche Maßnahmen Kosten im Akutbereich vermindert werden können.

Allerdings ist dies nur möglich, wenn die Nachsorge als Gesamtkomplex gesehen wird und nicht als rein apparativ-technische Kontrollmaßnahme für die betroffenen Patienten.

Literatur bei den Verfassern.

Für die Verfasser:
Prof. Dr. R. Schröck
Paracelsus-Klinik
Kurstraße 5
D-8999 Scheidegg

Metastasierungsmuster beim Mammakarzinom

D. Hölzel
IBE, Klinikum Großhadern, München

Die im folgenden dargestellten Daten wurden von vielen Ärzten aus den im Anhang aufgelisteten Kliniken erhoben. Namentlich können allerdings nur die für die Dokumentation Verantwortlichen genannt werden. Im klinischen Tumorregister des Tumorzentrums München werden Erhebungen aus verschiedenen Kliniken zum gleichen Patienten zu einem Krankheitsverlauf zusammengefügt.
Beschrieben wird der Stand der Dokumentation im Februar 1988. Berücksichtigt wurden 2339 Krankheitsverläufe, bei denen Metastasen aufgetreten sind. Unterschiedliche Fallzahlen in den Abbildungen resultieren aus der Follow-up-Problematik. Es gibt Verläufe, zu denen keine weiteren Daten nach der ersten Progression verfügbar sind. Metastasierungsmuster, aber nicht Überlebenszeiten, lassen sich damit angemessen beschreiben. Darüber hinaus ist bei jeder Statistik die formalstatistische Variabilität, das Konfidenzintervall zu beachten. Bei einem Schätzwert von z. B. 50% kann der wahre Wert bei einer Fallzahl von n = 10 im Intervall 50 ± 40% liegen, bei n = 100 um 50 ± 10%. Dies gilt annähernd auch für Überlebenszeiten.
In Abbildung 1 sind Basisdefinitionen und sieben Krankheitsverläufe mit Progressionsereignissen und dem Tod auf einer Zeitachse schematisiert dargestellt. Das »?« bedeutet, daß bis zu diesem Zeitpunkt Status idem bekannt war. Alle Verläufe beginnen zum Diagnosezeitpunkt t = 0. Die Definitionen zum tumorfreien Intervall und zu den verschiedenen Überlebenszeitberechnungen beziehen sich auf den ersten Verlauf. Von einer primär multilokulären bzw. multiplen Progression wird gesprochen, wenn gleichzeitig (innerhalb von 14 Tagen, interdisziplinäre Diagnostik, getrennte Dokumentation!) zwei und mehr lokale Progressionen und/oder Fernmetastasen nachgewiesen wurden.
Abbildung 2 zeigt, daß ca. 70% (n = 1671) aller metastasierten Verläufe beim Mammakarzinom unilokulär beginnen. Die anfänglich 16% Lungen- bzw. 47% Skelettbeteiligung steigen im Krankheitsverlauf auf 37% bzw. 67% an, die Lebermetastasierung von ca. 5% auf 22%. Wie immer sind bei solchen Ergebnissen der Kontext der Erhebung und damit die Grenzen der Interpretation zu beachten. Die Daten wurden parallel zur Versorgung erhoben. Sie beschreiben daher primär »nur« klinisch-relevante Metastasierungen, d. h. Obduktionsergebnisse liefern ganz andere – weit höhere Prozentwerte. Von Interesse sind die primär multilokulären Progressionsformen. Welche Kombinationen sollten bei zunehmend systematischer Nachsorge abnehmen?
Eine wichtige Frage z. B. für die Planung von Nachsorgestrategien bezieht sich auf den Zusammenhang zwischen der Länge des tumorfreien Intervalls und dem initialen Progressionsmuster. Abbildung 3 zeigt qualitativ konstante Verteilungen, auch für jüngere Patientinnen. Die Verteilung bei Diagnosestellung ist definitionsbedingt auffällig, weil es primär keine lokalen Progressionen gibt.
Da die Metastasierung in verschiedene Organe im Krankheitsverlauf zunimmt, kann der Ausbreitungsprozeß durch eine Vorher-gleichzeitig-nachher-Relation beschrieben werden, was in Abbildung 4 dargestellt ist. Berücksichtigt wurden dabei nur Krankheitsverläufe, bei

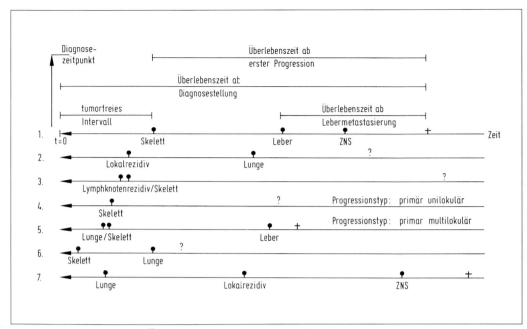

Abbildung 1. Definitionen für Überlebenszeitberechnungen und Beispiele zu individuellen Progressionsfolgen im Krankheitsverlauf.

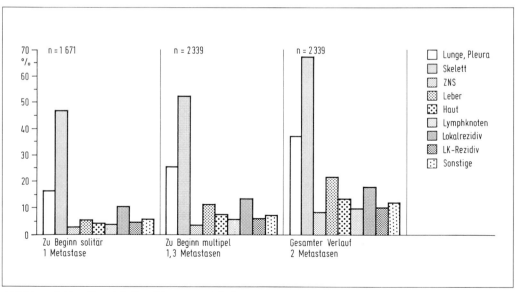

Abbildung 2. Verteilung häufiger Metastasenlokalisationen zu Beginn und im gesamten Krankheitsverlauf. Die Abkürzung LK-Rezidiv bezeichnet lokale Lymphknoten entsprechend der TNM-Definition.

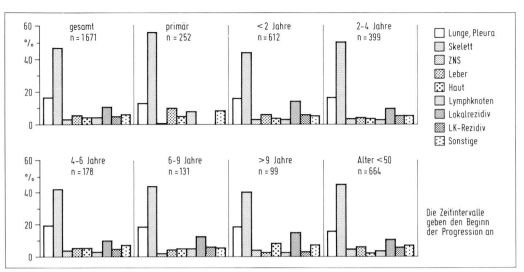

Abbildung 3. Verteilung häufiger Metastasenlokalisation in Abhängigkeit vom Ende des tumorfreien Intervalls bzw. vom Alter (s. Legende Abbildung 2).

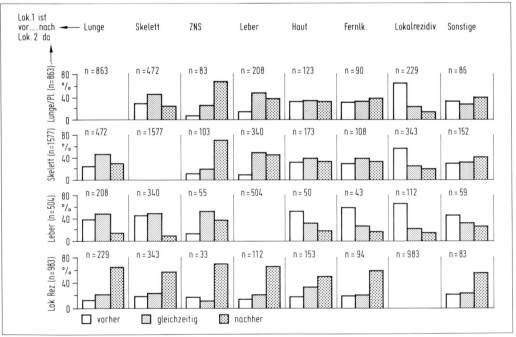

Abbildung 4. Zeitliches Auftreten von zwei Metastasenlokalisationen. Jeweils drei Stäbe gehören zusammen. Zu jeder Gruppe mit darüber stehenden Fallzahlen gehören zwei Metastasenlokalisationen. In der Spaltenüberschrift steht die Lokalisation, zu der das Diagramm angibt, in wieviel Prozent der Krankheitsverläufe sie vorher, gleichzeitig oder nach der Metastase in der Zeile auftritt. Z. B. gibt es n = 103 Verläufe mit ZNS- und Skelettmetastasen. ZNS tritt in ca. 11% vor, in 19% mit und in 70% nach Skelettmetastasen auf.

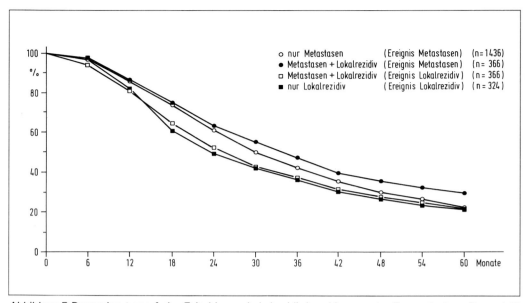

Abbildung 5. Dauer der »tumorfreien Zeit« bis zum Lokalrezidiv bzw. bis zur ersten Fernmetastase. Dargestellt sind nur drei Kollektive. Für die Verläufe mit beiden »Ereignissen« sind zwei Kurven berechnet worden.

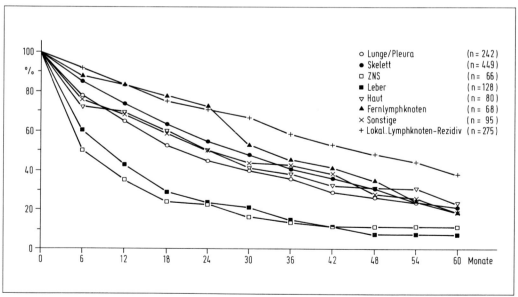

Abbildung 6. Überlebenszeit vom Auftreten einer bestimmten Metastasierung an, unabhängig ob andere Progressionen vorher, gleichzeitig oder nachher aufgetreten sind.

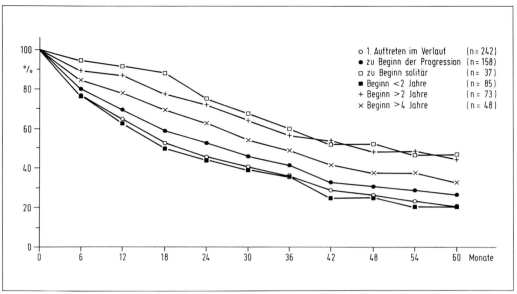

Abbildung 7. Überlebenszeit ab Lungenmetastasierung bei unterschiedlichem Auftreten in der Progressionsfolge.

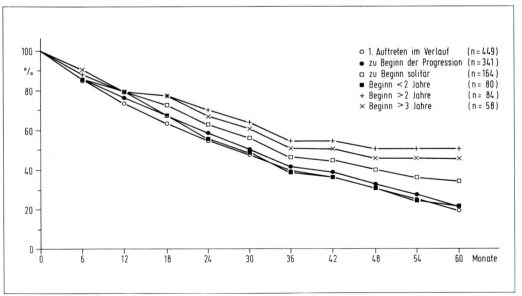

Abbildung 8. Überlebenszeit ab Skelettmetastasierung bei unterschiedlichem Auftreten in der Progressionsfolge.

denen mindestens die beiden in Beziehung gesetzten Metastasen aufgetreten sind.

Solche Ausbreitungsprozesse lassen sich auch durch »Überlebenskurven« beschreiben, mit denen die Dauer des tumorfreien Intervalls analysiert werden kann. Abbildung 5 zeigt, daß Lokalrezidive früher als Metastasen auftreten und daß die Fernmetastasen zumindest in den ersten 24 Monaten unabhängig von den lokalen Ereignissen sind.

Wenn Lokalrezidive i. a. früher als Metastasen auftreten, so ist die Überlebenszeit von der lokalen Progression ab entsprechend länger. Unabhängig von der zeitlichen Reihenfolge zeigt Abbildung 6 Überlebensfunktionen für die häufigsten Progressionslokalisationen. Ca. 70% der Patientinnen sind innerhalb eines Jahres nach Auftreten von ZNS-Metastasen verstorben, 60% nach Lebermetastasen.

Für 242 Krankheitsverläufe mit Lungenbeteiligung bzw. für 443 mit Skelettbeteiligung zeigen die Abbildungen 7 und 8 Untergruppen mit z. T. auffälligen Unterschieden in der Überlebenszeit. Die Untergruppendefinitionen schließen sich wechselseitig nicht aus, insbesondere spät auftretende solitäre Lungenmetastasen haben eine günstige Prognose. Beim Vergleich sollten aber die Fallzahlen nicht übersehen werden, die die durchschnittliche Überlebenszeit bestimmen. 50% der Patientinnen sind ca. 18 Monate nach Auftreten von Lungenmetastasen und ebenfalls 50% jedoch erst ca. 31 Monate nach Skelettmetastasen verstorben.

Vom Tumorzentrum München erhält jede an der Dokumentation beteiligte Klinik ihre eigenen Daten in vergleichbarer Form. Dieser Aufwand ist aufgrund der einheitlichen Erhebung der Basismerkmale rationell zu bewältigen. Gleichzeitig erhält jede Klinik (bei mehr als zwei Kliniken) eine Auswertung der Patienten aller Kliniken für klinikinterne Vergleiche. Wie sich hier am Gesamtkollektiv zeigt, werden aber einige interessante Fragen erst auf der Basis des Gesamtkollektivs realistisch formulierbar. Dieser Nutzen würde noch gesteigert, wenn repräsentative Daten über die Primärbefunde verfügbar wären. Die Versorgung der Patienten und die Ergebnisse würden so beschreibbar.

Im Sinne dieser Zielsetzungen sollten alle Kliniken ihren Krebspatienten den in Bayern verfügbaren Nachsorgekalender ausstellen und bei Nachsorgeuntersuchungen und Folgebehandlungen fortschreiben. Niedergelassene Kollegen sollten sich an der Nachsorgedokumentation der Kassenärztlichen Vereinigung Bayerns beteiligen. Die dort gespeicherten anonymisierten Daten können von interessierten Kliniken und den Tumorzentren unter Vorgabe der anonymen Kalendernummer abgerufen werden und verbessern so die Datenlage entscheidend. Darüber hinaus besteht für Kliniken in München und in den angrenzenden Landkreisen die Möglichkeit, sich an der Dokumentation des Tumorzentrums München zu beteiligen, d. h. ihre Erfahrungen einzubringen.

Literatur beim Verfasser.

Diese Daten wurden von folgenden Kliniken erhoben:

Chirurgische Klinik, LMU GH (1)
Frauenklinik, LMU (2)
Krankenhaus Neuperlach, Gynäkologie (3)
Medizinische Klinik III, LMU GH (4)
Frauenklinik, LMU GH (5)
Chirurgische Klinik, TU (6)
Frauenklinik, TU (7)
Gynäkologisch-Onkologische Klinik Bad Trissl (8)
Radiologie, LMU (9)
Chirurgische Klinik, LMU (10)
Städt. Krankenhaus Passau, Chirurgie (11)
Medizinische Klinik, TU (12)
Krankenhaus Martha-Maria, Chirurgie (13)
Krankenhaus Deggendorf, Med. Abteilung (14)

LMU: Ludwig-Maximilians-Universität; TU: Technische Universität; GH: Klinikum Großhadern

Verantwortlich für die Dokumentation waren in diesen Kliniken 1988:

Priv.-Doz. Dr. Chr. Clemm (4), Prof. Dr. H. Denecke (1)

Dr. K. Diergarten (5), Priv.-Doz. Dr. W. Eiermann (5)
Prof. Dr. U. Fink (6), Prof. Dr. M. Fischer (11)
Dr. W. Goeres (14), Dr. A. Gossmann (6)
Prof. Dr. H. Graeff (7), Prof. Dr. G. Heberer (1)
Prof. Dr. H. R. Hepp (5), Dr. Hesse (8)
Prof. Dr. G. Kindermann (2), Priv.-Doz. Dr. R. Kuerzl (2)
Prof. Dr. J. Lange (6), Dr. A. Leonhardt (8)
Prof. Dr. J. Lissner (9), Dr. W. Mehring (3)
Dr. W. Meier (5), Prof. Dr. J. Rastetter (12)
Dr. M. Richter-Turtur (10), Dr. M. Saks (7)
Prof. Dr. H. Sauer (4), Prof. Dr. L. Schweiberer (10)
Prof. Dr. J.R. Siewert (6), Prof. Dr.Dr. F. Spelsberg (13)
Dr. G. Stein (3), Dr. Th. Wendt (9)
Dr. P. Wiest (13), Dr. N. Willich (9)
Prof. Dr. W. Wilmanns (4), Dr. A. Woska (14).

Anschrift des Verfassers:
Prof. Dr. D. Hölzel
IBE / Klinikum Großhadern
Marchioninistraße 15
D-8000 München 70

Stellenwert der Skelettszintigraphie zur Verlaufsbeobachtung bei nicht metastasiertem Mammakarzinom
— Eine prospektive Studie —

H. Schünemann
Onkologische Klinik Bad Trissl

Potentiell kurativ behandelte Patientinnen mit einem Mammakarzinom erhalten im deutschsprachigen Raum üblicherweise eine Nachsorge, die sich an standardisierten Programmen orientiert (4, 20, 28, 34), welche als Empfehlungen von Tumorzentren und kassenärztlichen Vereinigungen weit verbreitet sind. Dabei werden neben klinischen und laborchemischen Untersuchungen bildgebende Verfahren zur Früherkennung von Erstmetastasen eingesetzt, die in vorgegebenen Zeitabständen durchzuführen sind (1, 3, 4, 5, 6, 15, 18, 21, 23, 27, 28, 32). Da Gruppen mit niedrigem Risiko häufig mit dem gleichen Programm nachgesorgt werden wie Hochrisikogruppen, wird inzwischen von zahlreichen Autoren gefordert, Nachsorgeprogramme differenzierter und risikoadaptiert anzulegen (1, 3, 6, 7, 10, 11, 15, 16, 17, 24, 26, 31, 33, 37). Dies gilt besonders für die Skelettszintigraphie, deren Stellenwert in der vorliegenden Untersuchung überprüft werden soll.

Krankengut und Methode

1987 wurde mit einer prospektiven Untersuchung an Patientinnen unserer Klinik begonnen. Eingangskriterium war: postoperatives Mammakarzinom ohne bisherigen Nachweis einer Skelettmetastasierung. Anhand eines Dokumentationsbogens, der 25 Daten abfragte, wurde eine sorgfältige Schmerzanamnese mit vorgegebenen Fragen erhoben und eine exakte klinische Untersuchung zur Feststellung von Skelettmetastasen vorgenommen. Die Fragen lauteten:

1. Haben Sie Beschwerden in der Muskulatur oder in den Knochen bemerkt?
2. Sind Ihnen diese Beschwerden in dieser Form schon bekannt?
3. Haben sich diese Beschwerden geändert (Häufigkeit, Intensität)?
4. Oder sind diese Beschwerden erstmals aufgetreten?
5. Sind diese Beschwerden anders als das »Rheuma«, das Sie schon »immer« haben?

555 Patientinnen der Klinik Bad Trissl wurden von Januar bis Dezember 1987 erfaßt. Bei allen wurden nach Anamnese und klinischer Untersuchung

– ein Ganzkörper-Skelettszintigramm und
– ergänzende Röntgenaufnahmen angefertigt sowie
– die Tumormarker CA 15-3 und CEA neben anderen Laborwerten bestimmt.
– Bei Bedarf wurden zusätzlich die Computertomographie und in Einzelfällen die Kernspintomographie eingesetzt.

Die Frage nach Skelettmetastasen mittels Klinik (Anamnese und klinische Untersuchung), Skelettszintigraphie und ergänzende Röntgenaufnahmen konnte mit ja (j), nein (n) oder zweifelhaft (z) beantwortet werden.
Alle Mammakarzinome wurden nach der seit 1987 gültigen neuen TNM-Klassifikation der

Tabelle I. Übersicht mit Verteilung der Mammakarzinome auf elf Gruppen nach klinischer (kl), skelettszintigraphischer (sz) und röntgenologischer (rö) Untersuchung mit Angabe der Primärtumorgröße, des regionären Lymphknotenbefalls und des zugehörigen Menopausenstatus.

Ergebnisse															Prä-	Post-
Gr	kl	sz	rö	n	T1	T2	T3	T4	TIS	TX	N0	N1	N2	M3	NX	menop.	menop.
1	n̄	j	j	5	1 (R∅)	3	0	1	0	0	1 (R∅)	3	1	0	0	0	5
2	n̄	z	j	1	1 (R∅)	0	0	0	0	0	1 (R∅)	0	0	0	0	1	0
3	n̄	z	z	7	4	3	0	0	0	0	3	3	1	0	0	1	6
4	n̄	n̄	n̄	475	206	220	21	11	7	10	273	148	39	4	11	113	362
5	n̄	z	n̄	8	3	4	1	0	0	0	3	5	0	0	0	3	5
6	z	z	z	3	3	0	0	0	0	0	2	0	1	0	0	1	2
7	z	n̄	n̄	37	13	21	2	1	0	0	20	13	4	0	0	16	21
8	z	j	j	6	0	5	0	1	0	0	1	4	1	0	0	1	5
9	j	j	j	3	2	0	0	1	0	0	1	2	0	0	0	0	3
10	j	z	n̄	3	3	0	0	0	0	0	1	2	0	0	0	0	3
11	j	n̄	n̄	7	3	4	0	0	0	0	3	3	1	0	0	0	7
Summe				555	239	260	24	15	7	10	309	183	48	4	11	136	419

Gr = Gruppe, kl = klinisch, sz = szintigraphisch, rö = röntgenologisch, n = Anzahl. T1-4 = Primärtumor TIS = Ca in situ, TX = Primärtumor nicht klassifizierbar. N = regionäre Lymphknoten. Menop. = Menopause. n̄ = nein, j = ja, z = zweifelhaft. R∅ = Rezeptor negativ.

UICC eingeteilt, wobei die Originalhistologie zugrunde gelegt wurde.

Ergebnisse

Die oben angegebenen Fragen und Untersuchungen führten zur Verteilung unserer 555 Patientinnen auf elf verschiedene Gruppen, wie aus der Übersichtstabelle (Tabelle I) hervorgeht. In Tabelle II sind die Stadienverteilung und der Menopausenstatus dargestellt. Der Primärtumor (T) war 239 × (43,1%) maximal 2 cm groß (T1), 299 × (53,9%) größer als 2 cm (pT2–4). 7 × (1,2%) fand sich ein Carcinoma in situ (TIS). 10 × (1,8%) war der Tumor nicht klassifizierbar (TX). Der regionäre Lymphknotenstatus (N) ließ sich 11 × (2%) nicht erstellen (NX) – z. B. histologisch keine Lymphknoten im axillären Fettgewebe. 309 × (55,7%) war die Axilla krebsfrei (N0), 235 × (42,3%) fanden sich regionäre Lymphknotenmetastasen (N1–3). Prämenopausal waren 136 Patientinnen (24,5%), postmenopausal 419 (75,5%).

Wie aus Tabelle III ersichtlich, stimmten bei 481 Patientinnen (Gruppe 4, 6, 9) Klinik und bildgebende Verfahren überein (86,7%). 53 × (Gruppe 7, 8, 10, 11) führte die Klinik zu szintigraphischen und röntgenologischen Untersuchungen, die Zweifel ausschlossen bzw. den Metastasenverdacht widerlegten (9,5%). 8 × (Gruppe 5) bestand nur szintigraphisch ein zweifelhafter Befund, der durch Röntgen- und Zusatzuntersuchungen nicht bestätigt wurde (1,4%). Bei 13 Patientinnen (Gruppe 1, 2, 3), das sind 2,4%, wäre ohne Skelettszintigraphie die ossäre Metastasierung übersehen worden.

Tabelle II. Summarische Verteilung der Patientinnen auf Tumorstadien (TN) und Prä-/Postmenopause.

T1	T2	T3	T4	Tis	TX
239	260	24	15	7	10
N0	N1	N2	N3	–	NX
309	183	48	4	–	11

Prämenopause 136; Postmenopause 419

Erklärung der Zeichen siehe Tabelle I

Tabelle III. Klinisch asymptomatische Patientinnen (Gruppe 1–5) mit Metastasennachweis (Gruppe 1–2) bzw. Metastasenverdacht (Gruppe 3) sowie symptomatische Patientinnen (Gruppe 6–11).

Gr.	n	Klin.	Szinti.	Rö u.a.	Versager
1	5	nein	ja	ja	1,1%
2	1	nein	zwfl.	ja	
3	7	nein	zwfl.	zwfl.	1,3%
4	475	nein	nein	nein	
5	8	nein	zwfl.	nein	
6	3	zwfl.	zwfl.	zwfl.	
7	37	zwfl.	nein	nein	
8	6	zwfl.	ja	ja	
9	3	ja	ja	ja	
10	3	ja	zwfl.	nein	
11	7	ja	nein	nein	

Erklärung der Zeichen siehe Tabelle I

Tabelle IV. Risikofaktoren.

Positive Lymphknoten im regionären Lymphabfluß bei histopathologischer Sicherung

Negativer Hormonrezeptorstatus

Lymphangiosis carcinomatosa und/oder Tumoreinbruch in Blutgefäße im Operationspräparat der Mamma oder des regionären Lymphabflußes

Infiltration des Primärtumors in die Pektoralisfaszie und/oder die Brustwand und/oder die Haut

Tabelle V. Risikoadaptierte Versagergruppe = anamnestisch und klinisch asymptomatische Patientinnen mit szintigraphisch, röntgenologisch bzw. durch Zusatzuntersuchungen nachgewiesener (Gruppe 1–2) oder zweifelhafter (Gruppe 3) Metastasierung.

Gr.	n	N0	N1	N2	Risiko, n
1	5 ($\bar{n}$jj)	1 (RØ)	3	1	5
2	1 ($\bar{n}$zj)	1 (RØ)	–	–	1
3	7 ($\bar{n}$zz)	3 (1 Pl.)	3	1	5

Gr = Gruppe, n = Anzahl, N0–2 = axillärer Lymphknotenstatus, $\bar{n}$ = nein, j = ja, z = zweifelhaft, RØ = rezeptornegativ, Pl = Pleurametastasen

Dabei wurden die zweifelhaften Fälle der Gruppe 3 auch als Versager gewertet, obwohl das endgültige Ergebnis noch offen ist.
Untersucht man die 13 Versager auf Risikofaktoren (Tabelle IV), dann finden sich – wie in Tabelle V dargestellt – 1 × eine Pleurametastasierung (Pl) als hohes Risiko, 2 × ein negativer Rezeptorstatus (RØ) und 8 × ein metastatischer Befall der axillären Lymphknoten.
Das heißt, elf der 13 Versager hatten ein hohes Risiko (high risk). Übrig bleiben zwei Patientinnen von 555 mit niedrigem Risiko (low risk), deren Skelettmetastasierung bei risikoadaptierter Vorgangsweise übersehen worden wäre, das sind 0,36%.

Diskussion

In der palliativen Nachsorge des Mammakarzinoms sind individuell angepaßte Skelettszintigraphien und ergänzende Röntgenaufnahmen bei vorhandener ossärer Metastasierung zur Beurteilung der Tumordynamik ebenso unentbehrlich wie Röntgenaufnahmen der Lunge oder Sonographien der Leber bei Befall dieser Organe. In dieser Frage besteht international Konsens. Einigkeit besteht auch darin, daß bei potentiell kurativ behandelten Patientinnen auf Routinekontrollen nicht verzichtet werden kann, weil verdächtige Symptome von Patientinnen häufig über Monate ignoriert werden, wie *Streit, Schmid, Jungi* und *Senn* 1987 zeigen konnten (31).
Dabei gewinnen Anamnese und klinische Untersuchung wieder zunehmend an Bedeutung (24, 26), während bildgebende Verfahren mehr in den Hintergrund treten (16, 33).
Während Lungen- und Lebermetastasen in aller Regel erst im fortgeschrittenen Stadium klinische Symptome hervorrufen, wird eine ossäre Metastasierung mit großer Wahrscheinlichkeit allein durch eine sorgfältige Schmerzanamnese und exakte klinische Untersuchung frühzeitig erkannt (8, 10, 15, 18, 31). Aus diesem Grunde wird von zahlreichen Autoren empfohlen, die Skelettszintigraphie auf Risikogruppen und symptomatische Patientinnen zu beschränken (7, 8, 9, 10, 12, 13, 15, 16, 17, 18, 23, 25, 31, 32, 37). *Wickerham* et al. (35) fordern sogar die Einstellung der Skelettszintigraphie für kontrollierte klinische Studien.
Auch wegen der ungünstigen Kosten-Nutzen-Relation scheint die Forderung nach risikoorientierter Vorgangsweise berechtigt (8, 15, 23, 32). Es ist nicht zu übersehen, daß wegen der geringen Spezifität der Skelettszintigraphie bei hoher Sensitivität zahlreiche falsch positive Ergebnisse zu einer Vielzahl von Zusatzuntersuchungen zwingen, die hohe Kosten verursachen. Auf diesen Zusammenhang haben *Hölzel* et al. eindrucksvoll hingewiesen (15, 16).
Thomsen et al. (32) lehnen 1987 aufgrund ihrer Studie (231 Patientinnen) ein festes Schema für wiederholte Skelettszintigraphien ab, wenn die Betroffenen beschwerdefrei sind. Ähnliche Ergebnisse legte die Eastern Oncology Group (22) und die Ludwig Breast Cancer Study Group (23) vor. Auch *Chaudary* et al. fordern in ihrer Arbeit (221 Patientinnen), die Skelettszintigraphie auf Patientinnen mit klinischer Symptomatik zu beschränken (10). Dabei zeigen die Ergebnisse, von denen sich diese Forderungen ableiten, eine durchaus große Streuungsbreite. Bei vergleichbarem Follow-up waren bei *Biersack* (6) 75%, bei *Chaudary* (10) 52%, bei *Schutte* (29) 39%, bei *Pandaya* (22) 18%, bei *Cantwell* (9) 14%, bei *Winchester* (37) 3%, bei *Pedrazzini* (23) 2,4% und bei *Streit* (31) 2,0% beschwerdefrei trotz bestehender Skelettmetastasierung. Unsere eigenen Ergebnisse weisen eine asymptomatische Skelettmetastasierung von 2,4% auf (13 von 555) und stehen damit im Einklang mit *Streit, Winchester* und *Pedrazzini*. Die ansonsten erhebliche publizierte Streuungsbreite ist wahrscheinlich auf den retrospektiven Charakter der meisten Auswertungen zurückzuführen. Nur bei einer prospektiven Studie mit vorgegebenen Fragen zur Schmerzanamnese und festgelegter klinischer Untersuchung zur Feststellung von Knochenschmerzen darf mit der Erfassung fast aller Skelettschmerzen gerechnet werden.
Führt man eine Skelettszintigraphie bei allen Risikopatientinnen (positive Klinik, positive Lymphknoten im regionären Lymphabfluß, ne-

gativer Hormonrezeptorstatus) durch, verringert sich die Quote übersehener Skelettmetastasen deutlich, in unserem Kollektiv von 2,4% auf 0,36%. Das heißt, wir hätten nur bei zwei von 555 Patientinnen eine Skelettmetastasierung übersehen.

Diese hohe Trefferquote macht die Skelettszintigraphie in der Nachsorge des Mammakarzinoms zur Aufdeckung von Erstmetastasen zwar nicht entbehrlich, jedoch ist damit die Beschränkung der Szintigraphie auf Risikopatientinnen und solche mit klinischer Symptomatik ausreichend gerechtfertigt (15, 25, 26, 31, 32, 33).

Schlußfolgerung

Die Skelettszintigraphie sollte zur Aufdeckung von Erstmetastasen des Mammakarzinoms auf Risikogruppen beschränkt werden. Voraussetzung ist eine sorgfältige Schmerzanamnese und klinische Untersuchung.

Literatur

1 Andreoli C, Buranelli F, Campa T, Costa A, Magni A, Pizzichetta M, Ciatto S (1987) Chest X-ray survey in breast cancer follow-up – A contrary view. Tumori 73: 463–465
2 Arnstein NB, Harbert JC, Byrne PJ (1984) Efficacy of bone and liver scanning in breast cancer patients treated with adjuvant chemotherapy. Cancer 54: 2243–2247
3 Bastert G et al (1985) Basisempfehlungen zur Diagnostik, Therapie und Nachsorge beim Mammakarzinom. Dt Ärztebl 82: 2258
4 Beaufort F, Schünemann H (1987) Nachsorge. In: Beaufort F, Schünemann H (eds) Malignomtherapie. W. Zuckschwerdt, München Bern Wien San Francisco
5 Beyer D, Friedmann G, Mödder U (1982) Leberdiagnostik mit bildgebenden Verfahren. Indikation und Ergebnisse. Internist 23: 66
6 Biersack HJ, Kozak B, Winkler C, Hartlapp A (1985) Skelettszintigraphie bei metastasierendem Mammakarzinom. Dt Med Wschr 110: 116
7 Burkett FE, Scanlon EF, Garces RM, Khandekar JD (1979) The value of bone scans in the management of patients with carcinoma of the breast. Surgery Gynec Obstet 149: 523–525
8 Butzelaar RMJM, Van Dongen JA, de Graaf PW, van der Schoot JB (1984) Bone scintigraphy in patients with operable breast cancer stages I and II. Final conclusion after five-year-follow-up. Eur J Cancer Clin Oncol 20: 877–880
9 Cantwell B, Fennelly JJ, Jones M (1982) Evaluation of follow-up methods to detect relapse after mastectomy in breast cancer patients. Irish J Med Sci 151: 1–5
10 Chaudary MA, Maisey MN, Shaw PJ, Rubens RD, Hayward JL (1983) Sequential bone scans and chest radiographs in the postoperative management of early breast cancer. Br J Surg 70: 517–518
11 Coombes RC, Gazet J-C, Ford HT, Powles TJ, Nash AG, McKinna A, Neville AM (1980) Assessment of biochemical tests to screen for metastases in patients with breast cancer. Lancet i: 296–297
12 Creutzig H, Diehl V, Hassenstein E, Börner P, Bornemann H, Hundeshagen H (1980) Die Bedeutung der Knochenszintigraphie bei der Nachsorge von Mammakarzinompatienten in Abhängigkeit von der Stadieneinteilung. In: von Schmidt HAE, Riccabona G (eds) Nuklearmedizin. Schattauer, Stuttgart
13 Galasko CSB (1969) The detection of skeletal metastases from mammary cancer by gamma camera scintigraphy. Br J Surg 56: 757–764
14 Gerber FH, Goodreau JJ, Kirchner PT, Fouty WJ (1977) Efficacy of preoperative and postoperative bone scanning in the management of breast carcinoma. New Engl J Med 297: 300–303
15 Hölzel D, Thieme Ch (1986) Die Skelettszintigraphie in der Nachsorge des Mammakarzinoms. Statistische und epidemiologische Gesichtspunkte. Dt Med Wschr 31/32:
16 Hölzel D, Sauer H, de Waal CJ (1988) Tumornachsorgeschemata: – Wissensinhalt – Anwendung – Optimierung. Onkologie 11: 202–210
17 Kamby C, Dirksen H, Vejborg I, Daugaard S, Guldhammer B, Rossing N, Mouridsen HT (1987) Incidence and methodologic aspects of the occurrence of liver metastases in recurrent breast cancer. Cancer 59: 1524–1529
18 Kunkler IH, Merrick MV, Rodger A (1985) Bone

scintigraphy in breast cancer. A nine-year follow-up. Clin Radiol 36: 279
19. Langhammer HR, Sondershaus G, Schurius S, Bauer R, Ulm K, Pabst HW (1988) Skelettszintigraphische Erfolgsbeurteilung der systemischen Behandlung beim metastasierten Mammakarzinom. Eine retrospektive Analyse von 160 Patientinnen. Tumordiag Ther 1: 14–24
20. Leonhardt A (1981) Mamma-Karzinom-Patientinnen. Gyn onkolg Nachsorg. Ärztl Fortbild 1: 1–9
21. Lindner F, Sack H (1984) Empfehlungen zur Diagnostik, Therapie und Nachsorge maligner Tumoren und Systemerkrankungen. Dt Ärztebl 81: 101
22. Pandaya KJ, McFadden ET, Kalish LA, Tormey DC, Taylor SG, Falkson G (1985) A retrospective study of earliest indicators of recurrence in patients on eastern cooperative oncology group adjuvant chemotherapy trials for breast cancer. A preliminary report. Cancer 55: 202–205
23. Pedrazzini A, Gelber R, Isley M, Castiglione M, Goldhirsch A (1986) First repeated bone scan in the observation of patients with operable breast cancer. J Clin Oncol 4: 389–394
24. Reusch K, Kusche M, Crombach G, Bolte A (1988) Bedeutung der Tumornachsorge in der Auffindung und der Therapie von Erstfernmetastasen des Mammakarzinoms. Ber Gyn Geb 125, 7–8: 549
25. Sauer H, Eiermann W, Possinger K, Ries G, Schünemann H, Willich N (1987) Mammakarzinome – Empfehlungen zur Diagnostik, Therapie, Nachsorge. Onkologie (suppl 1) 10: 5–44
26. Schmidt-Mathiesen H (1988) Die Nachsorge beim Mammakarzinom. Med Welt 39: 731–734
27. Schölmerich J et al (1984) Aussagefähigkeit der Sonographie bei Lebermetastasen. Dt Med Wschr 109: 326
28. Schünemann H, Beaufort F (1986) Gynäkologische Malignome, 2. Aufl. W. Zuckschwerdt, München Bern Wien
29. Schutte HE (1979) The influence of bone pain on the results of bone scans. Cancer (Philad.) 44: 2039
30. Sondershaus G, Langhammer HR (1983) Erkennung, Verlaufsbeobachtung und Therapiekontrolle von Knochenmetastasen beim Mammakarzinom durch das Skelettszintigramm. Bayer Internist 4: 34
31. Streit A, Schmid L, Jungi WF, Senn HJ (1987) Welche Untersuchungen sind zur Diagnose von Rezidiven beim operablen Mammakarzinom geeignet? Schweiz Med Wschr 117: 42
32. Thomsen HS, Rasmussen D, Munck O, Lund JO, Nielsen VG, Terkildsen T, Dombernowsky P, Andersen KW (1987) Bone metastases in primary operable breast cancer. The role of a yearly scintigraphy. Eur J Cancer Clin Oncol 6: 779–780
33. Umbach GE, Holski C, Perschmann U, Schnürch HG, Bender HG (1988) Erfahrungen in der Nachsorge von Patientinnen mit Mammakarzinom. Geburtsh Frauenheilk 48: 292–298
34. Wander H-E, Nagel GA (1986) Mammakarzinome – Vorsorge, Therapie, Nachsorge. Besondere Fragestellungen 4. Aufl. W. Zuckschwerdt, München Bern Wien
35. Wickerham L et al (1984) The efficacy of bone scanning in the follow-up of patients with operable breast cancer. Breast Cancer Res 4: 303–307
36. Wiener SN, Sachs SH (1978) An assessment of routine liver scanning in patients with breast cancer. Arch Surg 113: 126–127
37. Winchester DP et al (1979) Symptomatology as an indicator of recurrent or metastatic breast cancer. Cancer (Philad.) 43: 956

Anschrift des Verfassers:
Dr. H. Schünemann
Klinik Bad Trissl
D-8203 Oberaudorf

Sinnvoller Einsatz von Tumormarkern in der Nachsorge der Mammakarzinome

K. Diergarten, P. Stieber, A. Fateh-Moghadam und W. Eiermann
Frauenklinik der Universität München, Klinikum Großhadern

Einleitung

Für die Verlaufsbeurteilung sowie Therapieüberwachung von Mammakarzinompatientinnen wird nach wie vor das karzinoembryonale Antigen CEA am häufigsten verwendet. In der frühzeitigen Erkennung eines Tumorrezidivs bzw. einer Metastasierung ist die Aussagekraft der CEA-Serumkonzentration wegen der geringen Sensitivität bzw. der fehlenden Spezifität bei geringgradig erhöhten Werten stark beeinträchtigt. In den letzten Jahren wurde deshalb versucht, durch gleichzeitige Bestimmung verschiedener Tumormarker Testsysteme mit höherer Spezifität und größerer Empfindlichkeit zu entwickeln. Das gleiche Ziel konnte durch Einführung organspezifischer monoklonaler Marker erreicht werden. Der aus zwei derartigen organspezifischen monoklonalen Antikörpern zusammengesetzte Marker CA 15-3 hätte die Voraussetzungen, für die Verlaufskontrolle der Mammakarzinome ein geeigneter Parameter zu sein.

Nach der methodischen Evaluierung des CA-15-3-Assays war unser Ziel festzustellen, ob

– CA 15-3 sich in der Wertigkeit mit dem relativ bewährten Marker CEA messen kann, und ob
– durch die Kombination mit CEA oder TPA höhere Sensitivität bei noch akzeptabler Spezifität zu erreichen ist.

Material und Methoden

Bei 60 Patientinnen mit benignen Erkrankungen der Brustdrüse, 110 primär diagnostizierten Mammakarzinompatientinnen vor der Operation und bei 48 Patientinnen mit bereits metastasiertem Mammakarzinom wurden der CEA-, m-CA-15-3- und TPA-Serumspiegel bestimmt. Des weiteren bestimmten wir die CA-15-3-Werte bei 50 gesunden Patientinnen mit verschiedenen gutartigen Erkrankungen: Nierenerkrankungen (n = 10), Hepatitis (n = 8), Autoimmunerkrankungen (n = 12), Pankreatitis (n = 15), Morbus Crohn/Colitis ulcerosa (n = 26), Leberzirrhose (n = 17) sowie bei folgenden bösartigen Erkrankungen: Magen-Ca (n = 9), Kolorektal-Ca (n = 26), Pankreas-Ca (n = 27), Ovarial-Ca (n = 21), Bronchial-Ca (n = 35).

Methoden

Bei dem CA-15-3-Assay handelt es sich um einen Radioimmunoassay der Firma Isotopen Diagnostik CIS.
Der Referenzbereich liegt (nach unseren Untersuchungen) zwischen 6 und 28,4 U/ml (bei einem Median von 17,1 U/ml und einem Mittelwert von 17,6 U/ml). Die obere Referenzbereichsgrenze wurde auf 28 U/ml festgelegt.
CEA: EIA Fa. Abbott, Grenzwert 3 ng/ml; TPA: RIA Fa. Songtec, Grenzwert 85 U/ml.

Ergebnisse und Diskussion

Unter den benignen Erkrankungen (Abbildung 1) fanden sich lediglich bei Patienten mit der Diagnose Leberzirrhose in einigen Fällen erhöhte Werte bis 50 U/ml. Unter den gastrointestinalen Tumoren (Abbildung 2) (Ösophagus, Magen, Kolon und Pankreas) fanden sich in 10 bis 20% der Fälle erhöhte CA-15-3-Konzentrationen bis zu 150 U/ml. Bei 50% der Patienten mit Bronchialkarzinom lagen die Werte bis 200 U/ml. Die höchsten CA-15-3-Serumspiegel bis zu 300–400 U/ml waren bei Patientinnen mit Ovarialkarzinomen zu beobachten. CA 15-3 ist somit nicht spezifisch für das Mammakarzinom, sondern ein Antigen, das ubiquitär vorkommt. Für die Bestimmung der diagnostischen Spezifität und Empfindlichkeit der Tumormarker CEA, CA 15-3 und TPA sowie deren Kombination wurde ein Vergleichskollektiv von 60 Patientinnen mit benignen Erkrankungen der Brustdrüse sowie 158 Mammakarzinompatientinnen herangezogen (Abbildung 3).

CA 15-3 zeigt mit einer Spezifität von 96,7% die wenigsten falsch positiven Ergebnisse, gefolgt von CEA mit einer Spezifität von 90%. Dahingegen zeigte TPA nur in 75% der Fälle richtig negative Befunde an.

In der Primärdiagnostik des Mammakarzinoms hingegen zeigte TPA mit 42% gegenüber CEA mit 27% und CA 15-3 mit 19% eine höhere, jedoch immer noch ungenügende Sensitivität. Bei den bereits metastasierten Mammakarzinomen zeigte TPA mit 80% Sensitivität die wenigsten falsch negativen Werte, Sensitivität von CEA liegt mit 75% ähnlich hoch. CA 15-3 liegt mit 59% richtig positiven Ergebnissen deutlich niedriger.

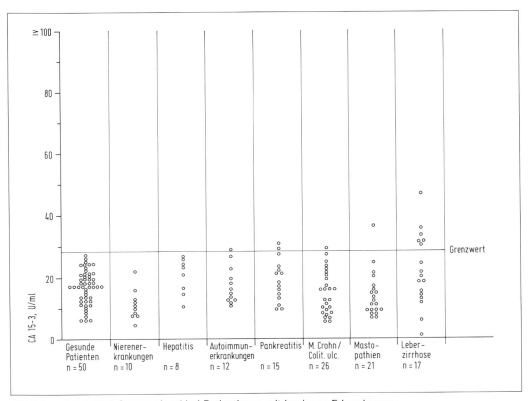

Abbildung 1. CA-15-3-Serumspiegel bei Patientinnen mit benignen Erkrankungen.

Um die gegenseitige Beeinflussung von Sensitivität und Spezifität von CEA, CA 15-3 und TPA zu demonstrieren, eignen sich am besten ROC (receiver operating curve)-Kurven. In der ROC-Kurve in Abbildung 4 wurden die präoperativ bestimmten Tumormarker-Werte mit dem Mastopathie-Kollektiv verglichen. Die fast diagonal verlaufenden Kurven zeigen, daß so gut wie keine Diskriminanz möglich war.

Vergleicht man hingegen die Markerwerte der bereits metastasierten Mammakarzinome gegenüber dem Mastopathie-Kollektiv (Abbildung 5), so ist das Diskriminanzvermögen deutlich besser und es ergibt sich für alle drei Marker ein signifikanter Unterschied gegenüber den benignen Erkrankungen der Brustdrüse.

Dies bedeutet, daß CA 15-3 als Diagnostikum bzw. zur Definition von Risikogruppen oder Screening-Untersuchungen unbrauchbar ist.

Der Wert des CA 15-3 beginnt bei der Diagnose der Metastase und des Rezidivs.

In Abbildung 6 sind die diagnostische Spezifität und Sensitivität der einzelnen Tumormarker CEA, CA 15-3 und TPA sowie deren Kombinationen graphisch dargestellt.

In der Primärdiagnostik des Mammakarzinoms zeigt keiner der drei Marker eine ausreichende Sensitivität (CEA: 27%, CA 15-3: 19%, TPA: 42%).

Beim metastasierten Mammakarzinom zeigt sich, daß durch gleichzeitige Bestimmung von CA 15-3 und CEA die Sensitivität um 7% gesteigert werden kann bei nahezu gleichbleibender Spezifität.

Außerdem wird deutlich, daß bei jeglicher Kombination von CEA oder CA 15-3 oder auch allen beiden mit TPA zwar die Sensitivität leicht

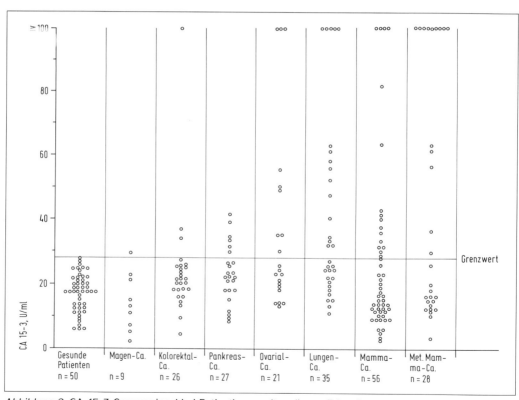

Abbildung 2. CA-15-3-Serumspiegel bei Patientinnen mit malignen Erkrankungen.

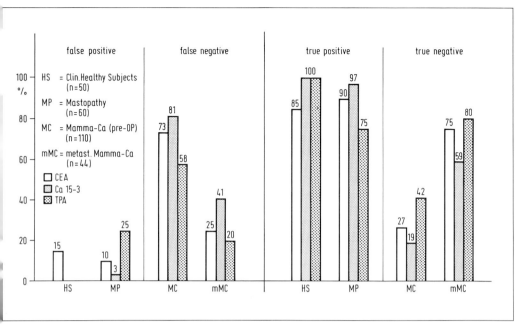

Abbildung 3.

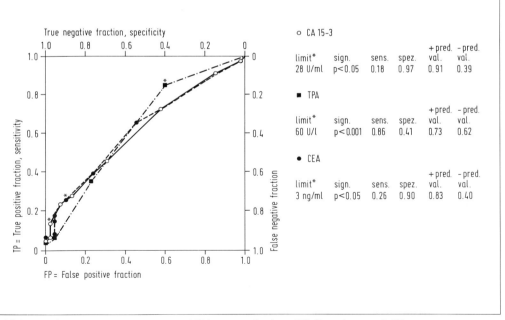

Abbildung 4. Breast-tumors (pre-op. n = 110)/mastopathy (n = 60); Prevalence = 0,65.

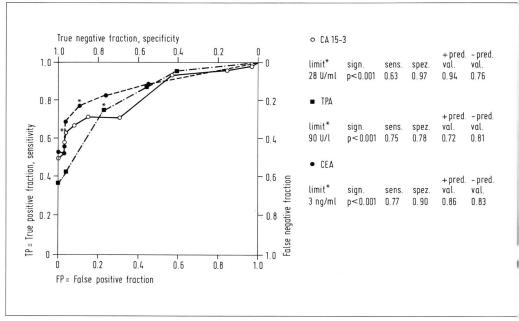

Abbildung 5. Met. breast-tumors (n = 48)/mastopathy (n = 60); Prevalence = 0,43.

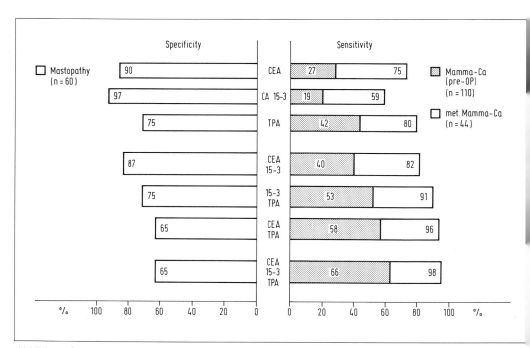

Abbildung 6.

steigt, dafür aber die Spezifität in viel größerem Ausmaß sinkt.

Zusammenfassung

- Alle drei Tumormarker sind ungeeignet für Screening-Untersuchungen für das Mammakarzinom
- CEA stellt nach unseren Ergebnissen den besten Marker für die Verlaufsbeurteilung des Mammakarzinoms dar
- CA 15-3 zeigt gegenüber CEA eine vergleichbare Spezifität bei niedriger Empfindlichkeit
- Die Testkombination CEA/CA 15-3 besitzt gegenüber der Bestimmung einer der Marker eine höhere Empfindlichkeit in der Erkennung der Metastasierung und ist somit für die Therapieüberwachung und Verlaufsbeurteilung von Nutzen
- Die zusätzliche Bestimmung von TPA bietet keine Vorteile
- Bei deutlich erhöhtem CEA ist die zusätzliche Bestimmung von CA 15-3 wenig sinnvoll.

Literatur

1. Hilkens J, Hilgers J, Buijs F, Hagemann Ph, Schol D, van Doorneward G, van den Tweel J (1984) Monoklonal antibodies against human milkfat globule membranes useful in carcinoma research. Prof Biol Fluids 31: 1013–1016
2. Kufe D, Inghirami G, Abe M, Hayes D, Justi-Wheeler H, Schlom J (1984) Differential reactivity of novel monoclonal antibody (DF 3) with human malignant versus benign breast tumors. Hybrid 3: 223–232
3. Turner DA (1978) An intuitive approach to receiver operating characteristic curve analysis. J Nucl Med 19: 213–220

Für die Verfasser:
Dr. K. Diergarten
Frauenklinik der Universität
Klinikum Großhadern
Marchioninistraße 15
D-8000 München 70

Psychoonkologische Betreuung von Patientinnen mit Mammakarzinom

W. Krainhöfner
Chirurgische Poliklinik Innenstadt der Universität München

Patientinnen, die am Mammakarzinom erkranken, sind über die psychischen Belastungen, mit welchen jeder Krebspatient zu kämpfen hat, hinaus in besonderem Maße ganz spezifischen Belastungen ausgesetzt.

Bei der psychischen Bewältigung des Mammakarzinoms sehen sich die Patientinnen einem kritischen Lebensereignis (1) mit ganz besonderer Anforderungsstruktur gegenüber.

Die zwei wesentlichen Bestandteile davon sind zum einen der Bereich des Selbstbildes, allgemeiner, der Identität (2) der Patientinnen, und zum anderen der Bereich der Sexualität und Partnerschaft.

Zunächst zum Selbstbild der Patientinnen:
Die betroffenen Frauen sehen sich während und nach Abschluß der Primärbehandlung vor allem durch den Verlust der Brust in ihrem Selbstbild und in ihrem Selbstwertgefühl am meisten bedroht. Vor allem durch die Bedeutung der Brust als Repräsentanz der Weiblichkeit führt deren Amputation zu einem Stück Identitätsverlust.

Die Probleme der Patientinnen sind dabei sowohl aus dem Bereich der Identität als situative Erfahrung, als auch aus dem Bereich von Identität als übersituative Verarbeitung (2, 3). Dazu gehört auch die Angst und Trauer darüber, der subjektiv empfundenen Weiblichkeit nicht mehr voll entsprechen zu können.

Zum Bereich der Sexualität und Partnerschaft:
An hervorragender Stelle bei der Schilderung von Problemen nach einer Mastektomie steht die Furcht vor der Wiederaufnahme sexueller Beziehungen. Nach einer Untersuchung von *Maguire* et al. aus dem Jahre 1978 hatte ein Drittel der Stichprobe noch ein Jahr nach Mastektomie schwere sexuelle Probleme, während dies bei nur 8% der Kontrollgruppe (benigne Mammatumoren) der Fall war (vgl. 4). Hervorzuheben wären damit einhergehende Angstgefühle, z. B. vor dem Verlust des Partners, oder Trauer und Scham davor, sexuell nicht mehr vollwertig oder attraktiv zu sein.

Diese besondere Anforderungsstruktur des Krankheitsbildes Mammakarzinom erfordert eine besondere Betreuungssensibilität für die verschiedenen Bereiche eines Klinikaufenthaltes.

Dazu gehören vor allem: Die Aufklärung der Patientin über Stand, Ausmaß und Konsequenz der Krankheit, das Gespräch des Chirurgen vor der Operation, die postoperative Behandlung der Frauen sowie der Bereich der Nachsorge. Berücksichtigt man zudem, daß der Klinikaufenthalt an sich schon eine Spitzenbelastung im jahrelangen Verlauf der Krankheit einnimmt (Kontrollverlust), ist es angebracht, schon im Vorfeld einer chirurgischen Behandlung und während derselben über die medizinische Beratung und Aufklärung hinaus, im Gespräch mit den Patientinnen auf die zu erwartenden oder schon vorhandenen psychischen Belastungen einzugehen.

Als Basis für jegliches persönliche Betreuungsgespräch ist eine weitgehende Vertrautheit mit der Patientin erforderlich. Der Betreuer ist für sie Bezugsperson, Ansprechpartner, Vermittler und schweigsamer Vertrauter zugleich.

In der Praxis, im klinischen Alltag heißt dies, daß darauf geachtet wird, daß bei der Vielzahl von Personal auf einer Station die Patientin eine und immer die gleiche Person als Betreuer erfährt. So ist es dann auch möglich, daß im täglichen Gespräch die verschiedensten, subjektiv als bedeutsam empfundenen Themenbereiche erörtert werden können. Das heißt, es ist möglich, daß die Dinge beim Namen genannt werden, und selbst intime Themenbereiche diskutiert werden.

Dies erfordert, daß der Patientin vermittelt wird, daß sie, ohne etwas tabuisieren zu müssen, ohne sich hinter gesellschaftlich erwartetem Rollenverhalten verstecken zu müssen, frei und offen ihre Problemsituation beschreiben kann.

Dazu gehört aber auch die Konsequenz des Betreuers, sich als Person einzubringen, auch unter dem Aspekt einer kontroversen Auseinandersetzung mit der Patientin und deren Problemen. Gelingt es uns, dieser erwähnten, speziellen Situation von Mammakarzinompatientinnen gerecht zu werden, also zu erkennen, was diese Frauen belastet, und ernsthaft darauf einzugehen, so ist dies eine wesentliche Hilfestellung bei der Bewältigung der Krankheit. Denn dies bedeutet konstruktive Hilfe anstatt übertriebenem Mitleid.

Die psychische Betreuung von Krebspatienten in einer chirurgischen Klinik muß eingebettet sein in den lebensweltlichen Zusammenhang der Patienten.

Das Münchner TUPA(Tumor-Patienten)-Projekt geht in der Betreuung von Karzinompatienten von einem systemischen Ansatz im Gegensatz zu einem individuellen Ansatz aus.

Während bei einem individuellen Betreuungsansatz der Patient allein gesehen wird, isoliert von den Hilfs- und Stützfunktionen seiner Umwelt sowie deren Einflüßen auf den Umgang mit der Krankheit, bezieht der systemische Betreuungsansatz sowohl den lebensweltlichen Alltag der Patienten als auch ihre individuelle Persönlichkeit mit ein.

Die Betreuung der Patienten während ihres chirurgisch-stationären Krankenhausaufenthaltes soll somit auf alle Lebensbereiche der Patienten gerichtet sein: auf den Bewältigungsgegenstand, auf die Persönlichkeit und Identität der Patienten sowie auf den Bereich des sozialen Netzwerkes.

Der Bewältigungsgegenstand, d.h. zunächst der Auslöser für die mannigfaltigen Probleme der Patienten, ist die Krebserkrankung an sich, die medizinische Diagnose, mögliche Therapien und die Prognose für die nächste Zukunft.

Diese physiologischen Tatsachen haben subjektive Bedeutsamkeit, sie führen zu einer subjektiven Krankheitstheorie (6). Abhängig davon kommt es bei den Patienten zu Belastungen, die bei Überforderung und Bedrohung zu einer Lebenskrise führen können (5). Belastungen oder Krisen bearbeiten die Patienten mit verschiedenen Bewältigungsversuchen, welche sie auf ihre Effektivität hin kontrollieren und die ihnen Kontrolle über ihre Situation ermöglichen. Dies ist Teil ihrer Person, ihrer Identität, ebenso wie ihr Selbstwertgefühl, ihr Selbstkonzept.

Entscheidende Einflußgrößen sind darüber hinaus die Ressourcen, über welche die Patienten zur Krisenbewältigung verfügen, ihre Kompetenzen sowie ihre Lebenssituation.

Auf der anderen Seite der physiologischen Tatsachen sowie der personalen Voraussetzung stehen das soziale Netzwerk der Patienten, ihre Freunde, Kinder, Bekannte usw., sowie das Klinikpersonal und die Mitpatienten. Diese, für den psychischen Verlauf der Krankheit erheblichen Einflußgrößen haben sowohl Stütz- als auch Belastungsfunktionen.

Die Betreuung der Patienten versteht sich somit als Teil des sozialen Netzes, wobei auf alle Lebensbereiche der Patienten Einfluß genommen werden kann.

Diese Form der systemischen Betreuung berücksichtigt alle Möglichkeiten der Anforderungsstruktur der Krankheit Krebs, welcher sich ein Patient gegenüber sieht.

Literatur

1 Filipp SH (1981) Kritische Lebensereignisse. Urban & Schwarzenberg, München

2 Hausser K (1983) Identitätsentwicklung. Harper & Row, New York
3 Herschbach P (1985) Psychosoziale Probleme und Bewältigungsstrategien von Brust- und Genitalkrebspatientinnen. Gerhard Röttger, München
4 Schröder A (1985) Psychische Bewältigungsstrategien bei Brustkrebspatientinnen. Peter Lang, Frankfurt
5 Ulich D (1985) Psychologie der Krisenbewältigung. Beltz, Weinheim Basel
6 Verres R (1986) Krebs und Angst. Springer, Berlin

Anschrift des Verfassers:
W. Krainhöfner, Dipl.-Pädagoge
Chirurgische Poliklinik Innenstadt der Universität
Pettenkoferstraße 8a
D-8000 München 2

Langzeitverhalten von Patientinnen mit sekundärem Armödem

M. Hussain und N. Seichert[a]

Ärztin für Allgemeinmedizin, Physikalische Therapie, München, und
[a] Klinik für Physikalische Medizin der Universität München, Klinikum Großhadern
(in Zusammenarbeit mit der Schloßbergklinik Oberstaufen, Onkologische Klinik im Tumorzentrum München)

Die Therapie sekundärer Beschwerden nach Brustkrebsoperationen, wie Schmerzzustände im Schulterbereich und Arm- bzw. Thoraxödem auf der operierten Seite, ist eine wichtige Aufgabe der physikalischen Medizin.

Grundlage der komplexen entstauenden Therapie beim sekundären Armödem ist das für den Arm möglichst entlastende Verhalten der betroffenen Frauen im Alltag. Häufige Hochlagerung verbunden mit Pumpübungen sowie das Tragen eines Kompressionsstrumpfes nach Maß verringern das Ödem. Zusätzliche entstauende Massagen, manuell oder apparativ durchgeführt, ergänzen bei Bedarf die Therapie.

Die Anwendung eines Druckwellenmassagegeräts als Heimgerät birgt gewisse Risiken und wird somit häufig von den Lymphologen abgelehnt.

Wir befragten deshalb 22 Frauen, denen zwischen 1982 und Anfang 1985 im Rahmen einer ambulanten bzw. stationären Therapie in der Klinik für Physikalische Medizin ein solches Heimgerät (meist Jobst(R) Nr. 65-05) und außerdem ein Armstrumpf der Kompressionsklasse II verordnet worden war. 19 Patientinnen wiesen ein ausgeprägtes Armödem auf, drei mit leichtem Ödem hatten auf die Verordnung des Geräts gedrängt.

Ein erster Fragebogen, im Juli 1985 versandt, enthielt 25 Fragen zur Anamnese und Anwendung des Geräts, zur Durchführung und subjektiven Wertung der zusätzlich empfohlenen Maßnahmen und des momentanen Befindens im Vergleich zum Zeitpunkt der Verordnung des Geräts sowie eine Tabelle zur Messung der Armumfänge. Im Dezember 1987 wurden denselben Patientinnen unter Berücksichtigung der Zwischenanamnese fast identische Fragebogen zugeschickt.

1985 sandten 18 Frauen die Unterlagen ausgefüllt zurück. Da 1987 zwei verstarben und eine unbekannt verzogen war, konnte bei 15 Patientinnen eine vollständige Auswertung erfolgen. Die mittlere Beobachtungszeit und Anwendungsdauer betrugen 4,5 Jahre. 1985 lag das Durchschnittsalter der betroffenen Frauen bei 56 Jahren, acht Jahre waren seit der Operation vergangen. Das Ödem trat im Mittel nach einem Jahr auf.

1985 benutzte eine Patientin das Gerät nicht mehr, da der Lymphtherapeut ihr dringend davon abgeraten hatte. Im weiteren Verlauf verzichteten drei Frauen auf die Anwendung, weil sie keine Besserung durch das Gerät empfanden (es handelte sich dabei um die Patientinnen, die primär ein leichtes Armödem aufgewiesen und auf die Verordnung gedrängt hatten).

Wie aus Tabelle I (a) zu ersehen ist, sind die Angaben zur Nutzung des Geräts und der subjektiven Beurteilung (Ankreuzen von jeweils vier positiven und negativen Kriterien möglich) sowie zur Anwendung im Urlaub auffallend konstant. Die Tabelle I (b) zeigt, daß, verglichen

Tabelle I.

(a)
Anwendung des Heimgeräts	06.85 (n = 14)	12.87 (n = 11)
Mittlere Benutzungsdauer	45 min/Tag	48 min/Tag
Beurteilung der Wirkung	neg. : pos. 1 : 9	neg. : pos. 1 : 8
Urlaub mit dem Heimgerät	8	6

(b)
Tragen des Armstrumpfs	Patient mit Heimgerät		Klinikpatient
	06.85	12.87	86/87
Nicht	3	0	1
Selten	2	2	2
Stundenweise	4	5	0
Ganztägig	6	8	10

mit dem Ergebnis von 1985 (9 Frauen), 1987 bereits 14 den Armstrumpf regelmäßig benutzten. Der zuletzt gemessene mittlere Armumfang an vorgegebenen, zu jeder Zeit gleichen Meßpunkten änderte sich im Vergleich zu den Anfangswerten (den Krankenakten entnommen) nur wenig (Abbildung 1). Eine deutliche Umfangsabnahme bei einigen Patientinnen wurde durch die Zunahme bei insgesamt sechs Frauen ausgeglichen: Metastasierung (in 4 Fällen), zunehmende Plexusparese (2), häufiges Erysipel (2) sowie große, unvermeidbare Belastung im Alltag (2) waren die Ursachen für diese Umfangszunahme.

Die genannten Patientinnen mit Heimgerät hatten überwiegend ein starkes Armödem. Um einen Vergleich mit einem durchschnittlichen Krankengut zu ermöglichen, befragten wir zusätzlich Patientinnen am Anfang eines Klinikaufenthaltes 1986/1987 in der Schloßbergklinik Oberstaufen. Keine der Frauen war mit einem

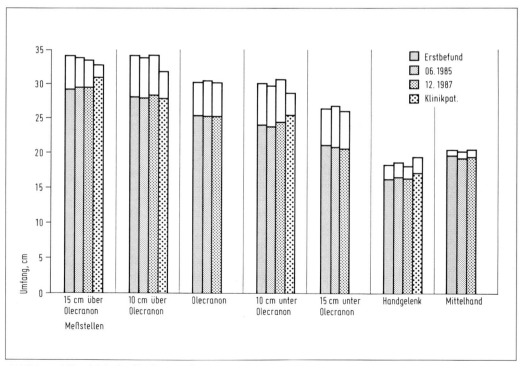

Abbildung 1. Vergleich der Umfänge ödematöser/gesunder Arm.

Heimgerät versorgt, drei hatten schon eine stationäre Behandlung in einer lymphologischen Klinik erhalten. Ihr Durchschnittsalter betrug 64 Jahre, die Operation lag im Mittel sechs Jahre zurück, das Armödem war zwei Jahre postoperativ aufgetreten.

27 Fragebogen kamen zur Auswertung. Wie aus Abbildung 1 ersichtlich, zeigt sich eine geringere Umfangsdifferenz besonders deutlich im Bereich des Oberarms bis zum proximalen Drittel des Unterarms. Dies spricht für ein Absinken des Ödems, was aber aus therapeutischer und kosmetischer Sicht unerwünscht ist. Nur 13 der 27 Frauen waren mit einem Armstrumpf versorgt, zehn von ihnen benutzten diesen ganztags. Das Verhalten der Patientinnen in beiden Gruppen zeigt den hohen Stellenwert eines gut sitzenden Armstrumpfes.

In Abbildung 2 sind die Angaben beider Gruppen zur Durchführung und Wertung zusätzlicher Maßnahmen, wie Hochlagern, Pumpübungen, Kälteanwendungen als auch manueller Lymphdrainagen und apparativer entstauender Massagen, graphisch dargestellt. Die Wertung der apparativen Massage bleibt dabei konstant. Interessant ist, daß trotz gleichbleibender, zusätzlicher Anwendung manueller Lymphdrainagen der Nutzen dieser Therapieform deutlich geringer als anfänglich eingeschätzt wird. Dies ist sicherlich ein überraschendes Ergebnis, vor allem im Vergleich zur Klinikgruppe. Hier halten 22 von 24 Patientinnen, die Lymphdrainagen erhalten, diese für eine wichtige Maßnahme.

Vergleichbare Untersuchungen zu diesem Thema konnten wir in der Literatur nicht finden.

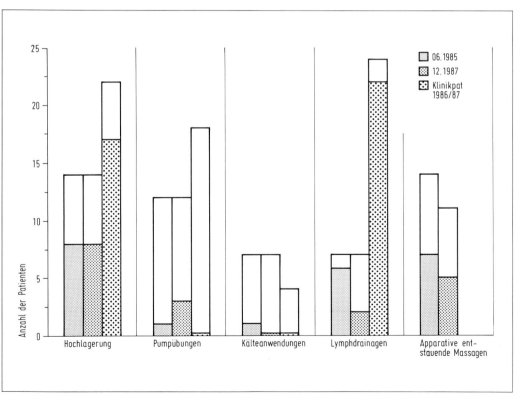

Abbildung 2. Zusätzliche Maßnahmen: Anwendungshäufigkeit (ganze Säulen) und subjektive Wertung der einzelnen Maßnahmen.

Das Ergebnis der Umfrage rechtfertigt – auch unter wirtschaftlichen Aspekten – die Verordnung eines Heimgeräts bei Patientinnen mit mäßigem bis starkem Armödem, sofern sie verantwortungsbewußt mit diesem umgehen können. Die Betreuung durch einen Arzt, der mit der komplexen Entstauungstherapie vertraut ist, bleibt jedoch Voraussetzung.

Literatur beim Verfasser.

Für die Verfasser:
Dr. M. Hussain
Ärztin für Allgemeinmedizin
Physikalische Therapie
Fürstenrieder Straße 95
D-8000 München 21

Schwangerschaft nach Mammakarzinombehandlung

J. Baltzer
I. Frauenklinik der Universität München

Das Thema »Mammakarzinom und Schwangerschaft« wurde in den letzten Jahren in der Literatur kontrovers diskutiert. Diese widersprüchlichen Angaben beziehen sich sowohl auf Diagnostik und Therapie als auch auf die Prognose der behandelten Patientinnen. Tabelle I zeigt die Probleme, die bei der Auswertung der zur Verfügung stehenden Literatur zu berücksichtigen sind. Gerade in älteren Arbeiten wird nicht immer unterschieden zwischen Patientinnen, bei denen das Karzinom in graviditate bzw. postpartal auftrat, und Patientinnen, bei denen die Schwangerschaft erst nach Behandlung eines Mammakarzinoms eintrat. Bei der Seltenheit des Zusammentreffens liegen zumeist nur Einzelbeobachtungen vor, so daß keine vergleichbare Bewertung von Therapie und Prognose unter Berücksichtigung von Staging, Grading und Behandlung möglich war. Erst in den letzten Jahren konnten zunehmend Daten gerade zu dieser Thematik vorgelegt werden. Im folgenden bleibt die Problematik des Mammakarzinoms in graviditate bzw. postpartal unberücksichtigt. Es soll, entsprechend dem Thema, nur auf das Problem der Schwangerschaft nach Behandlung eines Mammakarzinoms eingegangen werden.

Hierbei stellen sich die folgenden Fragen:

1. Hat eine Schwangerschaft nach Karzinombehandlung Einfluß auf das Rezidivrisiko bzw. die Überlebensrate der behandelten Patientinnen?
2. Besteht eine medizinische Indikation zum Schwangerschaftsabbruch?
3. Welche Möglichkeiten einer Kontrazeption nach Behandlung eines Mammakarzinoms sind gegeben?

Nach *Donegan* (1976) wurden bei 7% der fertilen Frauen nach Mastektomie eine bzw. mehrere Schwangerschaften beobachtet. 70% dieser Graviditäten traten innerhalb der ersten fünf Jahre nach Behandlung eines Mammakarzinoms ein.

Zum Einfluß einer Schwangerschaft nach Karzinombehandlung liegen in der Zwischenzeit gesicherte Daten vor (Tabelle II). Es wird deutlich, daß die 5-Jahres-Überlebensraten von Patientinnen mit Schwangerschaft nach abgeschlossener Karzinomtherapie nicht schlechter als von Frauen ohne nachfolgende Schwangerschaft sind. Die 5-Jahres-Überlebensraten schwanken zwischen 51,9% und 78,5%, die 10-Jahres-Überlebensraten zwischen 47% und 64,7%.

Zur aktuellen Beantwortung der o.g. Frage wurde eine Umfrage bei den am Tumorzentrum München beteiligten Kliniken vorgenommen. Hierbei sollte der klinische Verlauf von Frauen

Tabelle I. Probleme einer Auswertung der Literatur: »Schwangerschaft nach Behandlung wegen Mammakarzinom«.

Mammakarzinom in grav.
Mammakarzinom post part.
Gravidität nach Mammakarzinom
Einzelfälle
Keine Aufschlüsselung möglich nach
    Staging
    Grading
    Behandlung

mit Schwangerschaft nach Mammakarzinombehandlung eruiert werden. Von den 25 beteiligten Kliniken bzw. Institutionen lag 15mal eine Rückmeldung vor. Sechs Patientinnen mit Schwangerschaft nach Mammakarzinombehandlung wurden beobachtet.[1] Entsprechend der Auswertung dieses Umfragebogens lag das Alter dieser Patientinnen zwischen 20 und 41 Jahren (Tabelle III). Es handelte sich um erstgebärende Patientinnen. Zwischen Mammakarzinombehandlung und Schwangerschaft lag ein zeitliches Intervall von vier Monaten bis zu neun Jahren. In fünf Fällen lag ein T1-Tumor, in einem Fall ein T2-Karzinom vor. Fünfmal waren die Lymphknoten tumorfrei, in einem Fall hatte das Karzinom zu einer metastatischen Absiedlung in die Lymphknoten geführt. Dreimal handelte es sich um ein G1- und dreimal um ein G2-Karzinom.

Therapeutisch erfolgte zweimal die Ablatio mammae mit Ausräumung der axillären Lymphknoten, einmal wurde eine eingeschränkte operative Behandlung mit Lymphonodektomie vorgenommen. Dreimal wurde im Anschluß an die Operation eine radiologische Behandlung vorgenommen. Eine Chemotherapie erfolgte nie. In keinem Fall trat im weiteren Verlauf ein Rezidiv ein, sämtliche Schwangerschaften verliefen komplikationslos, keine Patientin ist während des bisherigen Beobachtungszeitraums verstorben.

Bei aller Vorsicht in der Bewertung dieser Einzelfälle entspricht der bisherige Verlauf den Mitteilungen der Literatur.

Die vergleichenden Untersuchungen von *Peters* (1968) bei schwangeren bzw. nichtschwangeren Frauen nach Behandlung eines Mammakarzinoms haben sogar gezeigt, daß Patientinnen mit Schwangerschaft nach Behandlung eines Mammakarzinoms eine günstigere Prognose hatten (Tabelle IV). Diese günstigen Behandlungsergebnisse lassen sich

---

[1] Für die überlassenen Daten sei den beteiligten Kliniken herzlich gedankt: Klinik u. Poliklinik f. Strahlentherapie u. radiolog. Onkologie Klinikum re.d. Isar, München (Prof. Breit); Univ.-Frauenklinik Klinikum re.d. Isar, München (Prof. Graeff); Klinik Bad Trissl, Oberaudorf (Dr. Leonhardt, Dr. Schünemann); Klinik Dr. Koschade, Dachau (Dr. Koschade); I. Frauenklinik der Universität München (Prof. Kindermann).

Tabelle II. Überlebensraten von Patientinnen mit Schwangerschaft nach behandeltem Mammakarzinom.

Autor	Pat., n	5-J.-Ü., %	10-J.-Ü., %
White 1955	268	59	47
Holleb u. *Farrow* 1962	52	51,9	–
Peters 1968	87	75	–
Ribeiro u. *Palmer* 1977	40	70	59
Clark u. *Reid* 1978	109	78,5	64,7
Ribeiro et al. 1986	57	69	53

Tabelle III. Ergebnisse einer Umfrage bei den Mitgliedern der Projektgruppe Mammakarzinom am Tumorzentrum München.

Alter	20–41 J	
Parität	6 I grav., I parae	
Intervall	4 Mo – 9 J	
Stadium	T1	5
	T2	1
	N0	5
	N1	1
Grading	G1	3
	G2	3
	G3	–
Behandlung	Ablatio + LK	2
	eingeschr. Op. + LK	1
	Op. + Radiatio	3
	Op. + Chemoth.	–
Rez.-Verdacht	ja	–
	nein	6
Komplikationen	ja	–
Schwangerschaftsverlauf	nein	6

Tabelle IV. Überlebensraten von Patientinnen mit Schwangerschaft nach Mammakarzinom im Vergleich zu Frauen mit Mammakarzinom ohne nachfolgende Schwangerschaft (*Peters* 1968).

	5-J.-Ü., %	10-J.-Ü., %
Gravidität	72	55
Kontrollgruppe	49,5	27

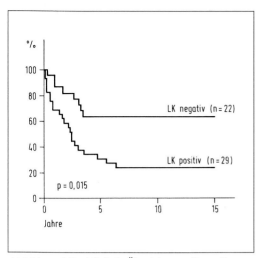

Abbildung 1. Rezidivfreie Überlebenszeit von Frauen mit Schwangerschaft nach Mammakarzinom in Abhängigkeit vom Lymphknotenstatus (*Ribeiro* et al. 1986).

am ehesten damit erklären, daß Frauen mit schlechter Prognose schon frühzeitig verstorben waren und eine Schwangerschaft nicht erlebten, während Frauen mit Tumoren günstiger Prognose ein langes rezidivfreies Intervall hatten und schwanger werden konnten.

Die bisher im Schrifttum vorliegenden Daten lassen erkennen, daß eine Schwangerschaft weder die Rezidivrate erhöht noch die Überlebensrate der Patientinnen verschlechtert (6, 8, 10, 11, 16). *Ribeiro* et al. (1986) weisen darauf hin, daß die Prognose von Patientinnen mit Schwangerschaft nach Behandlung eines Mammakarzinoms allein vom Stadium der Erkrankung zum Zeitpunkt der Primäroperation und nicht vom Eintritt der Schwangerschaft abhängig ist. Die Prognose von Patientinnen mit Lymphknotenmetastasen ist deutlich schlechter als die von Frauen ohne metastatische Absiedlung in die regionären Lymphknoten (Abbildung 1).

Zur Frage des Schwangerschaftsabbruchs haben Untersuchungen am Memorial Sloan-Kettering Cancer Center New York (6) gezeigt, daß ein Schwangerschaftsabbruch auch bei Frauen mit Lymphknotenmetastasen nicht zu einer Verbesserung der Überlebensraten führte.

Da mit dem Risiko eines Rezidivs nach Behandlung eines Mammakarzinoms am ehesten während der ersten drei Jahre zu rechnen ist (Abbildung 2), wird im Hinblick auf die sich hieraus ergebenden therapeutischen Konsequenzen während dieser Zeit mit dem höchsten Rezidivrisiko von einer Schwangerschaft abgeraten, insbesondere wenn die regionären Lymphknoten befallen waren. Zu einer ähnlichen Empfehlung kommt auch das Ergebnis einer Umfrage von *Cheek* (1983) an amerikanischen Universitätskliniken, daß eine Schwangerschaft erst nach einem rezidivfreien Intervall von 3 bis 5 Jahren angestrebt werden sollte.

Trat jedoch innerhalb dieses Intervalls eine Schwangerschaft ein, wurde aus mütterlicher Indikation kein Schwangerschaftsabbruch vorgenommen, da weder die Rezidivrate noch die Prognose beeinflußt wird (17). Die Indikation zum Schwangerschaftsabbruch stellt sich gelegentlich aus kindlicher Indikation, wenn im Anschluß an die Operation eine Chemotherapie mit möglichen mutagenen bzw. teratogenen Folgen durchgeführt worden war. Neuere Untersuchungen (1, 4, 9, 15) haben gezeigt, daß bei Kindern, deren Eltern mit einer kombinierten Chemotherapie behandelt wurden, keine erhöhte Fehlbildungsrate beobachtet wurde. Auch von humangenetischer Seite werden im allgemeinen keine Bedenken erhoben. Es gibt inzwischen zahllose gesunde Kinder, die von Müttern geboren wurden, bei denen eine langdauernde Chemotherapie durchgeführt worden war (18).

Zur Kontrazeption steht die Einlage eines Intrauterinpessars im Vordergrund. Unbedenklich lassen sich reine Gestagenpräparate als Ovulationshemmer verordnen (18). Werden von der Patientin die genannten Maßnahmen abgelehnt abgelehnt und ist die Familienplanung abgeschlossen, kommt auch die laparoskopische Tubensterilisation in Frage.

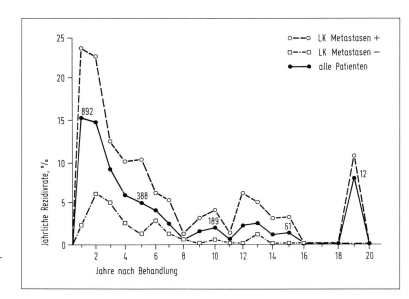

Abbildung 2. Rezidivraten nach operativer Behandlung von Patientinnen mit Mammakarzinom (n = 892) (*Donegan* 1977).

Zusammenfassung

Die Überlebensraten von Frauen, bei denen nach der Operation eines Mammakarzinoms eine Schwangerschaft eingetreten ist, unterscheiden sich nicht von den Überlebensraten von Frauen ohne Schwangerschaft. Nach Möglichkeit sollte eine Gravidität jedoch erst nach einem rezidivfreien Intervall von etwa drei Jahren angestrebt werden. Tritt innerhalb dieses Intervalls eine Schwangerschaft ein, besteht keine medizinische Notwendigkeit eines Schwangerschaftsabbruchs aus mütterlicher Indikation. Zur Kontrazeption wird im allgemeinen die Einlage eines Intrauterinpessars in Frage kommen.

Literatur

1. Blatt J, Mulvihill JJ, Ziegler JL, Young RG, Poplack DG (1980) Pregnancy outcome following cancer chemotherapy. Am J Med 69: 828–832
2. Cheek JH (1983) Classics in oncology: Survey of current opinions concerning carcinoma of the breast occurring during pregnancy. CA-A Cancer J Clin 33: 244–251
3. Clark RM, Reid J (1978) Carcinoma of the breast in pregnancy and lactation. Int J Rad Oncol Biol Phys 4: 693–698
4. Curtin JP, Adcock LL (1986) Pregnancy following treatment of endodermal sinus tumor of the ovary with combination chemotherapy including cisplatinum. Gynecol Oncol 24: 268–270
5. Donegan WL (1977) Breast cancer and pregnancy. Obstet Gynec 50: 244–252
6. Harvey JC, Rosen PP, Ashikari R, Robbins GF, Kinne DW (1981) The effect of pregnancy on the prognosis of carcinoma of the breast following radical mastectomy. Surg Gynecol Obstet 153: 723–725
7. Holleb AL, Farrow JH (1962) The relation of carcinoma of the breast and pregnancy in 283 patients. Surg Gynecol Obstet 115: 65–71
8. Hornstein E, Skornick Y, Rozin R (1982) The management of breast carcinoma in pregnancy and lactation. J Surg Oncol 21: 179–182
9. Javaheri G, Lifchez A, Valle J (1983) Pregnancy following removal of and long-term chemotherapy for ovarian malignant teratoma. Obstet Gynecol 61: 8S–9S
10. Max HM, Klamer Th (1983) Pregnancy and breast cancer. S Med J 76: 1088–1090
11. Nugent Ph, O'Connell Th (1985) Breast cancer and pregnancy. Arch Surg 120: 1221–1224

12 Peters MV (1968) The effect of pregnancy in breast cancer. In: Forrest APM, Kunkler PB (eds) Prognostic Factors in Breast Cancer. Williams & Wilkins, Baltimore
13 Ribeiro G, Jones DA, Jones M (1986) Carcinoma of the breast associated with pregnancy. Br J Surg 73: 607–609
14 Ribeiro G, Palmer MK (1977) Breast carcinoma associated with pregnancy: A clinician's dilemma. Br Med J 2: 1524–1527
15 Schneider J, Erasun F, Hervas JL, Acinas O, Gonzales-Rodilla I (1988) Normal pregnancy and delivery two years after adjuvant chemotherapy for grade III immature ovarian teratoma. Gynecol Oncol 29: 245–249
16 Schweppe KW, Möhlen KH, Beller FK (1979) Mammakarzinom und Schwangerschaft. Geburtsh Frauenheilk 39: 1083–1088
17 Schweppe KW, Möhlen KH, Beller FK (1980) Schwangerschaftsabbruch während oder nach Behandlung eines Mammakarzinoms. Eine Übersicht. Z Geburtsh Perinatol 184: 1–10
18 Thomsen K, Maass H (1985) Therapie der Mammatumoren. In: Käser O, Friedberg V, Ober KG, Thomsen K, Zander J (eds) Gynäkologie und Geburtshilfe, Bd. III, Teil 1, Spezielle Gynäkologie, 2. Aufl. Thieme, Stuttgart
19 White TT (1955) Carcinoma of the breast in the pregnant and the nursing patient. Review of 1375 cases. Am J Obstet Gynec 69: 1277–1286

Anschrift des Verfassers:
Prof. Dr. J. Baltzer
I. Frauenklinik der Universität
Maistraße 11
D-8000 München 2

VI.
Mammakarzinom beim Mann

Mammakarzinom beim Mann

H. Sauer und W. Eiermann[a]
Medizinische Klinik III und [a] Frauenklinik der Universität München, Klinikum Großhadern

In den Jahren 1977 bis 1987 sind im Einzugsbereich des Tumorzentrums München (TZM) insgesamt 53 Mammakarzinomerkrankungen bei Männern bekannt geworden. 37 dieser Patienten sind in der Dokumentation des Tumorzentrums München enthalten und dort von den Mitgliedskliniken der Projektgruppe Mammakarzinom eingebracht worden. Zusätzlich sind 16 Patienten über das Hormonrezeptorlabor der Frauenklinik Großhadern bekannt geworden. Die gesamte Gruppe der 53 Patienten liegt der folgenden Auswertung zugrunde.

Abbildung 1 zeigt das Alter der Patienten zum Zeitpunkt der Diagnosestellung. Zum Vergleich ist die Altersverteilung einer großen Gruppe von Mammakarzinomerkrankungen beim weiblichen Geschlecht eingetragen. Diese 2480 Fälle stammen aus der zentralen Dokumentation des Tumorzentrums München. Es wird deutlich, daß das mittlere Erkrankungsalter bei den Männern um sieben Jahre höher liegt als bei den Frauen.

Tabelle I gibt, soweit bekannt, die Daten zur Tumorlokalisation und zum Primärtumorsta-

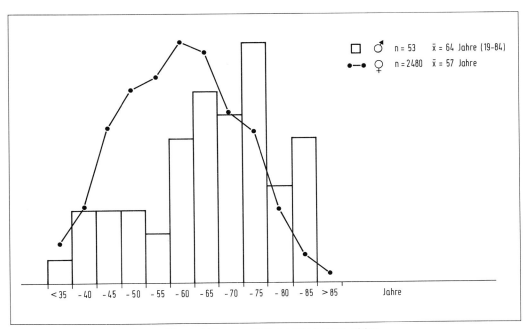

Abbildung 1. Mammakarzinom; Alter bei Diagnosestellung (TZM 1977–1987).

Tabelle I. Mammakarzinom beim Mann; TZM 1977–1987 (n = 53).

Primärtumor links		28 Pat. (60%)		
Primärtumor rechts		19 Pat. (40%)		
Lokalisation unbekannt		6 Pat.		
Tumorstadium unbekannt		20 Pat.		
TN (ggf. pTpN)-Stadium		33 Pat.		

	T1	T2	T3	T4	
N0	9	2		2	13
N1	7	3	2		12
N2	2	2	1		5
NX	2	1			3
	20	8	3	2	33

Tabelle II. Mammakarzinom beim Mann; Hormonrezeptorstatus.

Gesamt		53 Pat.
Rezeptorstatus unbekannt		30 (57%) Pat.
Rezeptorstatus bekannt		23 (43%) Pat.
	Pat.	Range
ER+	15 (65%)	10–338 fmol/mg
PR+	13 (57%)	12–854 fmol/mg
ER+ ⎤ PR+ ⎦	8 (35%)	17–338 fmol/mg 16–854 fmol/mg
Insgesamt positiv		20 (87%) Pat.
Insgesamt negativ		3 (13%) Pat.

Tabelle III. Mammakarzinom beim Mann; TZM 1977–1987 (n = 53); Primärtherapie.

	Ja	Nein, bzw. keine Angaben

Operation
  meist Mastektomie
  ohne M. pectoralis
  mit Axillarevision
	48	5

Adjuvante Nachbestrahlung	31	22
Adjuvante Chemotherapie	1	52

dium bei den 53 Männern mit Mammakarzinom an. Hier fällt auf, daß es sich überwiegend um kleine Tumoren der Stadien T1 und T2 handelt. Betreffend den Hormonrezeptorstatus im Tumorgewebe lagen nur von 23 der 53 Patienten Informationen vor. Von den Gewebeproben, die zur Hormonrezeptoranalyse gelangten, war jedoch die überwiegende Mehrheit (87%) positiv. Teilweise wurden sehr hohe Rezeptorkonzentrationen gemessen. Die genauen Daten sind in Tabelle II angegeben.

Behandlung und Verlauf

Es wurde überprüft, inwieweit die Strategien bei den tatsächlich behandelten Patienten mit Mammakarzinom mit den Empfehlungen des Manuals des Tumorzentrums München zur Diagnostik, Therapie und Nachsorge von Mammakarzinomen übereinstimmen. Dort heißt es, daß beim Mammakarzinom des Mannes in der Regel die Faszie und/oder die Muskulatur mit befallen sind und somit die Standardoperation die Mastektomie mit Entfernung des Musculus pectoralis major und der Dissektion der Axilla ist. In der Regel wird eine Nachbestrahlung gefordert. Zu einer postoperativen adjuvanten Chemo- oder Hormontherapie wird nicht weiter Stellung bezogen, da hierüber praktisch keine Erfahrungen vorliegen.

Wie sich aus Tabelle III ergibt, ist im Zeitraum von 1977 bis 1987 weitgehend nach diesen Empfehlungen der Projektgruppe Mammakarzinom im Tumorzentrum verfahren worden, auch ohne daß die Behandlung der Patienten im direkten Kontakt mit dieser Projektgruppe erfolgte. Allerdings waren wider Erwarten Faszie und/oder Muskulatur meist nicht vom Tumor infiltriert, so daß die Mastektomie häufig ohne Entfernung des Musculus pectoralis major durchgeführt werden konnte.

Bei der Mehrzahl der Patienten war mit der lokalen Behandlung, bestehend aus Operation und meist Nachbestrahlung, die Therapie abgeschlossen. Nur bei 16 Patienten wurde im weiteren Verlauf wegen einer Metastasierung eine systemische medikamentöse Behandlung

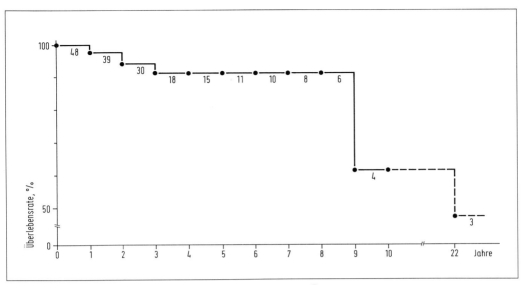

Abbildung 2. Mammakarzinom beim Mann; TZM: 1977–1987; Überlebensrate.

durchgeführt. Dabei wurde 10mal zunächst einer hormonellen Therapie der Vorzug gegeben. Nur bei sechs Patienten wurde primär zytostatisch behandelt. Auch dieses therapeutische Verhalten entspricht in der Tendenz den Empfehlungen des Manuals der Projektgruppe Mammakarzinom, wo unabhängig von Tumorstadium und Hormonrezeptorstatus zunächst zum Versuch einer hormonellen Behandlung geraten wird.

Bei 48 der 53 Patienten lagen ausreichende Informationen zum weiteren Erkrankungsverlauf vor. Bei diesen betrug die Beobachtungszeit zwischen einem und 265 Monaten (median 30 Monate). Zum Zeitpunkt der Auswertung Ende 1987 waren sechs der 48 auswertbaren Patienten gestorben: Zwei bedingt durch die Mammakarzinomerkrankung, zwei tumorunabhängig, einer durch einen Zweittumor (Bronchialkarzinom) und einer durch einen vorbestehenden Ersttumor (Kolonkarzinom). Von den 42 zum Zeitpunkt der Auswertung überlebenden Patienten waren 26 metastasenfrei, bei 16 waren Metastasen und bei sechs Lokalrezidive bekannt. Die Überlebenskurve der Patienten ist in Abbildung 2 dargestellt.

Diskussion

Die im Register des Tumorzentrums München und über das Hormonrezeptorlabor der Frauenklinik Großhadern gesammelten Informationen über Mammakarzinomerkrankungen beim Mann zeigen, daß diese Patientengruppe eine relativ günstige Prognose hat. Analogieschlüsse zum bekannten Krankheitsverlauf bei Mammakarzinomen von Frauen lassen die Vermutung zu, daß die weniger aggressive Erkrankung bei Beginn im höheren Lebensalter und der hohe Anteil von hormonrezeptorpositiven Tumoren die günstige Prognose mit bedingen. Hinzu kommt, daß es sich weitgehend um kleine T1- oder T2-Tumoren handelt, bei denen eine hohe Heilungschance durch lokale Therapiemaßnahmen besteht. Die Entdeckung kleiner Tumoren scheint in der kleinvolumigen Mamma des Mannes leichter zu sein als bei der Frau. So wird beim Mann die Diagnose häufiger in einem prognostisch günstigen Frühstadium gestellt. Deshalb ist auch in vielen Fällen die darunterliegende Faszie und/oder Muskulatur noch nicht mitbefallen und somit muß die Mastektomie nicht unbedingt die Entfernung des Musculus pectoralis major mit einschließen.

Prinzipiell gestaltet sich der Ablauf der Therapiesequenz beim Mammakarzinom des Mannes ähnlich wie bei der Erkrankung der Frau. Abbildung 3 faßt diese Sequenz zusammen.

Bei der systemisch wirksamen Behandlung im metastasierten Stadium steht die Hormontherapie immer am Anfang. Hier bieten sich durch die Gonadotropin-releasing-Hormon-(Gn-RH)-Analoga neue Möglichkeiten einer ablativen Hormontherapie. Diese führen durch die Blokkierung der Achse Hypothalamus-Hypophyse-Testosteronproduktion im Hoden zu einer »medikamentösen Kastration«. Dadurch kann manchen Patienten die psychologisch belastende Orchiektomie erspart werden. Zumindest kann durch eine »Testbehandlung« mit diesen Analoga ermittelt werden, ob die Erkrankung auf einen Testosteronentzug anspricht. Nur wenn ein solches positives Therapieresultat erzielt wird, sollte eine Orchiektomie erwogen werden. Diese bietet dann Vorteile gegenüber den Gn-RH-Analoga, da es keine Probleme mit der Patienten-Compliance mehr gibt und außerdem ist dieses Therapieverfahren kostengünstiger. Die Gn-RH-Analoga (z. B. Buserelin) sollten zumindest in den ersten Behandlungswochen mit einem Antiandrogen (z. B. Flutamid) kombiniert werden, da die Möglichkeit einer anfangs erhöhten Testosteronaktivität und damit vermehrten Tumoraktivität besteht (»flare-Phänomen«). Ob die langfristige Kombination der Gn-RH-Analoga mit Flutamid (sog. komplette Androgenblockade) zu günstigeren Therapieergebnissen führt als die sequentielle Anwendung der Einzelsubstanzen, ist nicht geklärt. Tamoxifen (TAM), Medroxyprogesteronazetat (MPA) und Aminoglutethimid (AG) werden analog der Behandlung der Erkrankung bei der Frau eingesetzt. Dasselbe gilt für die zytostatische Chemotherapie (z. B. CMF = Cyclophosphamid + Methotrexat + 5-Fluorouracil; AC, EC, MC = Cyclophosphamid in Kombination mit Adriamycin, Epirubicin oder Mitoxantron), die nur bei nachgewiesener Resistenz gegen die verschiedenen Verfahren der Hormontherapie in Erwägung gezogen werden sollte.

Zusammenfassung

Zwischen 1977 und 1987 sind im Einzugsbereich des Tumorzentrums München 53 männliche Patienten mit Mammakarzinom bekannt geworden. Das mittlere Alter der Patienten war bei Erkrankungsbeginn relativ hoch (64 Jahre). Die Tumoren wurden relativ früh diagnostiziert (ca. 80% T1 und T2) und waren relativ häufig hormonrezeptorpositiv (ca. 80%). Alter, Tumorgröße und Hormonrezeptorstatus bedingen eine günstige Prognose (mediane Überlebenszeit > 10 Jahre). Die Metastasenhäufigkeit ist relativ gering (ca. 30%). Die Therapiestrategie ist im wesentlichen analog der beim Mammakarzinom der Frau.

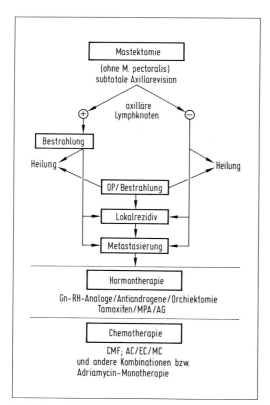

Abbildung 3. Mammakarzinom beim Mann; allgemeines Therapieschema modifiziert nach (14).

Literatur

1. Ajayi DOS, Osegbe DN, Ademiluyi SA (1982) Carcinoma of the male breast in west africans and a review of world literature. Cancer 50: 1664–1667
2. Bezwoda WR, Hesdorffer C, Dansey R, De Moor N, Derman DP et al (1987) Breast cancer in men: clinical features, hormone receptor status, and response to therapy. Cancer 60: 1337–1340
3. Casagrande JT, Hanisch R, Pike MC, Ross RK, Brown JB, Henderson BE (1988) A case-control study of male breast cancer. Cancer Res 48: 1326–1330
4. Doberauer C, Niederle N, Schmidt CG (1988) Advanced male breast cancer treatment with the LH-RH analogue buserelin alone or in combination with the antiandrogen flutamide. Cancer 62: 474–478
5. Günther B (1986) Stellungnahme zur Veröffentlichung von T. Raguse et al.: Das Mammakarzinom des Mannes. Chirurg 57: 286
6. Harris AL, Dowsett M, Stuart-Harris R, Smith EE (1986) Role of aminoglutethimide in male breast cancer. Cancer 54: 657–660
7. Hultborn R, Friberg S, Hultborn KA (1987) Male breast carcinoma. 1. A study of the total material reported to The Swedish Cancer Registry 1958–1967 with respect to clinical and histopathologic parameters. Acta Oncol 26: 241–256
8. Kantarjian H, Yap H-Y, Hortobagyi G, Buzdar A, Blumenschein G (1983) Hormonal treatment for metastatic male breast cancer. Arch Intern Med 143: 237–240
9. Kozak FK, Hall JG, Baird PA (1986) Familial breast cancer in males: a case report and review of the literature. Cancer 58: 2736–2739
10. Lönning PE, Wiedemann G, Kvinnsland S, Lundgreen S (1988) Welche Hormontherapie bei fortgeschrittenem Mammakarzinom des Mannes? Dt Med Wschr 113: 1358–1361
11. Lopez M, Di Lauro L, Lazzaro B. Papaldo P (1985) Hormonal treatment of disseminated male breast cancer. Oncology 42: 345–349
12. Ouriel K, Lotze MT, Hinshaw JR (1984) Prognostic factors in carcinoma of the male breast. Surgery 159: 373–377
13. Patel JK, Nemoto T, Dao TL (1984) Metastatic breast cancer in males: assessment of endocrine therapy. Cancer 53: 1344–1346
14. Raguse T, Klinge U, Baron U, Marzi C (1985) Das Mammakarzinom des Mannes. Analyse des eigenen Krankengutes und der Literatur. Chirurg 56: 784–788
15. Raguse T (1986) Schlußwort zur Stellungnahme von B. Günther. Chirurg 57: 286–286
16. Robinson R, Montague ED (1982) Treatment results in males with breast cancer. Cancer 49: 403–406
17. Serour F, Birkenfeld S, Amsterdam E, Treshchan O, Krispin M (1988) Paget's disease of the male breast. Cancer 62: 601–605
18. Vorobiof DA, Falkson G (1987) Nasally administered buserelin inducing complete remission of lung metastases in male breast cancer. Cancer 59: 688–689

Für die Verfasser:
Prof. Dr. H. Sauer
Medizinische Klinik III der Universität
Klinikum Großhadern
Marchioninistraße 15
D-8000 München 70

Mammakarzinom · Endometriumkarzinom

Effektive Palliation

Farlutal® 500

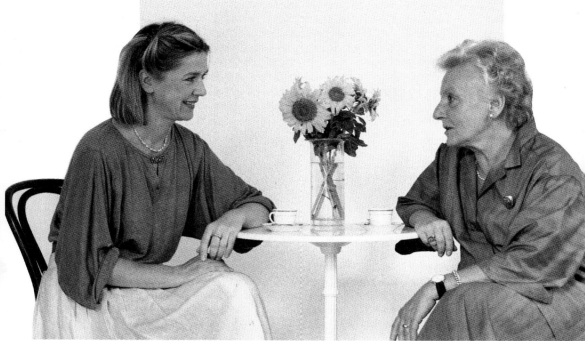

Farlutal® 500 Mikronisiert

- Objektives Tumoransprechen
- Starker analgetischer Effekt
- Klar verbessertes Wohlbefinden

Zusammensetzung: Ein Fläschchen mit 2,5 ml Suspension enthält Medroxyprogesteronacetat 500 mg, Methyl-4-hydroxybenzoat 5 mg, Propyl-4-hydroxybenzoat 0,5 mg. 1 Tablette Farlutal® 500 enthält 500 mg Medroxyprogesteronacetat. **Anwendungsgebiete:** Zur Linderung der Beschwerden (palliative Behandlung) bei folgenden hormonabhängigen Tumoren: fortgeschrittenen Tumoren der Brustdrüse (metastasierendes Mammakarzinom), Tumoren der Gebärmutterschleimhaut (Endometriumkarzinom), der Nieren (Hypernephrom), der Vorsteherdrüse (Prostatakarzinom). Zur palliativen Behandlung der übermäßigen Größenzunahme der Vorsteherdrüse (Prostatahypertrophie, Prostataadenom). **Gegenanzeigen:** Farlutal® soll nicht angewendet werden bei: Entzündung der Venenwand mit Ausbildung eines Gefäßverschlusses (Thrombophlebitis), durch Gefäßverschlüsse hervorgerufene Erkrankungen (Thromboembolien), schweren Leberfunktionsstörungen, verhaltener Fehlgeburt (missed abortion), Überempfindlichkeit gegen Medroxyprogesteronacetat, erhöhtem Kalziumgehalt im Plasma (Hyperkalzämie), verursacht durch Tochtergeschwülste im Knochen (Knochenmetastasen), unkontrollierbarem Hypertonus, unkontrollierbarem Diabetes mellitus, Schwangerschaft. Beim Auftreten der folgenden Erscheinungen oder bei einem entsprechenden Verdacht soll die Behandlung mit Farlutal® sofort abgebrochen werden: Durch einen ortsständigen Gefäßverschluß hervorgerufene Erkrankungen (thrombotische Erkrankungen), plötzlicher, teilweiser oder vollständiger Verlust des Sehvermögens, Doppelsichtigkeit, Migräne, Anschwellung der Sehnervpapille (Papillenödem), Gefäßschädigungen an der Netzhaut. **Nebenwirkungen:** Bei der Behandlung mit Farlutal® können als Nebenwirkungen auftreten: Spannungsgefühl in der Brust, Milchabsonderung (Galaktorrhoe), Vaginalblutungen, Veränderungen bzw. Ausbleiben der monatlichen Regelblutung (Amenorrhoe), Gewebsanschwellungen infolge von Flüssigkeitsansammlungen (Ödeme), Veränderungen des Körpergewichts, Veränderungen von Erosion und Sekretion des Gebärmutterhalses, Gelbsucht infolge Stauung der Gallenflüssigkeit (cholestatischer Ikterus), vorübergehender Hautausschlag mit oder ohne Juckreiz, Gemütsdepression, leichter Tremor, Muskelkrämpfe und Thrombophlebitis. In seltenen Fällen können nach der Verabreichung der Tabletten Durchfall und Erbrechen sowie vorübergehende Verstopfung auftreten. An der Injektionsstelle (Gesäßmuskel) können nach Anwendung von Farlutal® 500 Suspension eitrige Geschwüre (Abszesse) entstehen. **Zur Vorbeugung soll daher die Suspension in den Fläschchen gründlich geschüttelt und sodann tief intramuskulär in den Gesäßmuskel injiziert werden.** Die in Farlutal® 500 Suspension enthaltenen 4-Hydroxybenzoate können bei Patienten, die gegen diese Stoffklasse empfindlich sind, Unverträglichkeitserscheinungen hervorrufen. Bei wenigen Patienten kann eine vorübergehende Hypertonie festgestellt werden, die durch kontrollierte Beobachtung leicht beherrschbar ist. Bei unbestimmten Vaginalblutungen sind geeignete diagnostische Maßnahmen angezeigt, wobei der ggf. untersuchende Pathologe über die Therapie mit Farlutal® zu unterrichten ist. Durch die Behandlung mit Farlutal® kann, wie auch durch die Behandlung mit anderen Gestagenen, der Beginn der Wechseljahre (Klimakterium) verdeckt werden. Diabetiker sollten sorgfältig überwacht werden, da bei einigen diabetischen Patienten nach Gabe von Östrogen-Gestagen-Kombinationen eine verminderte Glukosetoleranz beobachtet wurde. Bei Patienten mit psychischen Depressionen wurde in seltenen Fällen nach einer Hormonbehandlung eine Verstärkung der Depressionen beobachtet. Patienten mit früheren psychischen Depressionen sollten daher sorgfältig überwacht werden. Eine vorübergehende Zunahme der Leukozyten- und Thrombozytenzahl (Leukozytose und Thrombozytose) kann insbesondere in der Kombination mit der Chemotherapie als positive Nebenwirkung gewertet werden. **Darreichungsformen und Packungsgrößen:** Farlutal® 500: OP mit 20 Tbl., OP mit 50 Tbl. OP mit 100 Tbl., AP mit 120 Tbl. (12×10). **Suspension zur i. m. Applikation und zum Trinken:** Farlutal® 500: OP mit 1 Fl., OP mit 3 Fl., OP mit 10 Fl., OP mit 20 Fl., AP mit 10/50/100 Fl.

Stand 7/8

FARMITALIA CARLO ERBA
Merzhauser Straße 112 · 7800 Freiburg

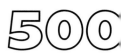
FARMITALIA CARLO ERBA GmbH
ERBAMONT GRUPPE

Farlutal®500 — weil Therapie die Lebensqualität verbessern muß